痛みの専門医が教える最新栄養医学

「しつこい痛み」は食事でよくなる！

澁谷真彦

青春新書
INTELLIGENCE

はじめに

あなたは今、体のどこかに「しつこい痛み」を抱えていませんか。

四十肩・五十肩、腰痛、膝痛、へバーデン結節など、痛みの出る場所は違えども、皆さんそれぞれ辛い思いをしていらっしゃることと思います。今、日本では、５人に１人がこうした慢性的な痛みに悩まされているというデータもあります。

痛みの治療のためには、整形外科やペインクリニックを訪れるのが一般的です。また、整骨院や鍼灸院、マッサージに行ったり、湿布や痛み止めなどで対処したりしている人もいるでしょう。もちろんそれでよくなることはあるのですが、残念ながら、こういった治療法は対症療法に過ぎません。痛みの根本原因がなくならない限り、また痛みがぶり返すこともあります。

そうした方々の悩みを解消すべく、私は痛みの根本にアプローチする方法で治療に当たってきました。詳しくは本書の中で触れますが、痛みに関係する血管（モヤモヤ血管）をなくすという画期的な治療法です。この治療法はこれまでに多くの実績を上げてきましたが、最近になって痛みの陰には別の要因もあることがわかってきました。

実は、慢性痛に苦しむ方には、ある共通点があったのです。

それが「栄養不足」です。

スーパーやコンビニなどで、いつでもどこでも食べ物が手に入り、しかもさまざまな種類の食べ物があふれているこの飽食の時代に「栄養不足」といわれても、ピンと来ないかもしれませんね。しかし、ここでいう「栄養不足」とは、単に空腹を満たしたりエネルギーを確保したりするためだけでなく、「私たちの体が健康な状態を維持し続けるために必要な栄養」ということを意味します。

そう、しつこい痛みは栄養が足りていない、何らかの栄養トラブルが起きているという、体からのサインなのです。

私たちの体は、髪や皮膚から、骨、筋肉、内臓、血液、ホルモンに至るまで、すべて日々摂取した栄養をもとにつくられています。その中には当然、痛みに関わる栄養もあります。

しつこい痛みの改善は、日々の食事の見直しから始まります。本書との出合いが痛みを手放すきっかけになれば、こんなに嬉しいことはありません。

「しつこい痛み」は食事でよくなる！　目次

[第１章]

しつこい痛みの原因は「栄養不足」!?

[第2章]

「脳の栄養不足」で痛みが強くなる理由

[第3章]

しつこい痛みの陰にある「モヤモヤ血管」

[第4章]

「慢性炎症」の改善で痛みの出ない体に変わる

[第 5 章]

食事を変えれば、しつこい痛みが消えていく

本文デザイン　ベラビスタスタジオ
本文イラスト　中村知史
編集協力　名冨さおり

[第 1 章]

しつこい痛みの原因は「栄養不足」!?

食事を変えれば、痛みが消える

現在、私は「痛みの専門医」として、患者さんの痛みを取り除くべく日々励んでいます。クリニックでは長引く痛みに対して、対症療法ではなく痛みの根本原因をなくすという画期的な治療を行っています。具体的には痛みが発生している部位にある「モヤモヤ血管」という血管にアプローチするのです。

血管というと、体に必要なものというイメージがあるかと思いますが、実はそうではない血管もあると知って、驚かれるかもしれませんね。また、まさかそれが痛みにも関係しているとは思いもよらなかったことでしょう。

血管と痛みの関係については、のちほど詳しくご説明しますが、ほとんどの患者さんは、このモヤモヤ血管の治療で痛みが改善します。

診療を長年行ってきた中でわかってきたのは、**痛みは、痛みがある部位、治療前の痛みの強さ、日常生活での負荷、心理的要因などなど、実にさまざまな要素が絡み合って生じているということです。**そのため、治療をしたとしても、改善を実感するまでには個人差があります。

しかし、そうしたことを踏まえたうえでも、治療をして一定期間を経ても思うような効果が上がらない方が、一定数いらっしゃることがわかってきました。

痛みが「消える」「消えない」の分かれ道

痛みの根本に働きかけているはずなのに、なぜ痛みが消えないのか——その理由を模索しているときに出合ったのが「**オーソモレキュラー栄養療法**」でした。

オーソモレキュラーとは、ノーベル賞を2度受賞（1954年に化学賞、1962年に平和賞）したライナス・ポーリング博士による造語です。

ギリシャ語で「正しい」「整合性が取れた」を意味する「オーソ（Ortho）」と、「分子」を意味する「モレキュラー（Molecular）」を組み合わせたもので、「**すべての病気や不調の根底には栄養不足がある**」との発想のもと、食事やサプリメントを組み合わせて不足した栄養素を補い、体を健康な状態へ導くことを目的としています。

「栄養不足が病気や不調を引き起こす」とは、実にもっともなことで異論を唱える方はいないでしょうが、「あなたも栄養不足ですよ」と指摘されてすんなり納得する方は多くありません。

そう、この本を読んでくださっているあなたも、もしかしたら栄養不足かもしれません。そして、それは栄養不足の症状のひとつである「痛み」に見舞われるリスクを抱えているということなのです。

一般的な血液検査では「栄養不足」はわからない

「自分は栄養不足ではない」という自信の根拠として挙げられるのが「健康診断の血液検査で問題はなかったから」。

しかし、残念ながら一般的な血液検査は項目が少なく、また基準値が幅広く設定されています。そして、ほとんどの方はその事実をご存じないので、血液検査で「問題なし」の結果が出たら安心しきってしまうのです。自らの栄養状態を見直すこともなく、栄養不足と体調不良を関連付けることもないでしょう。

批判覚悟でいえば、**通常の血液検査で「引っかからなかった」ために「栄養不足」が進行していったという方も大勢いるかもしれないのです。**

不定愁訴があっても血液検査では「異常なし」

私はもともと心臓が専門の内科医で、大学病院に勤務していた頃は、頭痛、めまい、倦怠感《けんたいかん》といった「不定愁訴《ふていしゅうそ》」を訴える患者さんを診察することもありました。この場合、深刻な病気が隠れていないか探るため、まずは血液検査です。

血液検査の結果は、ほとんどの患者さんが炎症なし、貧血もない、腎臓・肝臓の機能も問題ない。これといった問題が見つからない。

数値に異常がなければ身体面ではひとまず安心できますが、不定愁訴が消えるわけではありません。かえって患者さんの不安が大きくなることもあり、当時の私は「異常なし」の検査結果が出ると複雑な思いを抱いたものです。採血上の異常がない、という観点から、安堵《あんど》はします。しかし、患者さんが直面している不定愁訴を解消する有効な手立てがないという状況でもあり、もどかしくもあったのです。

ただ、今になって振り返ってみると「**不定愁訴を引き起こしている栄養不足をキャッチできなかったのでは?**」との疑念がよぎります。一般的な血液検査の解釈では隠れた栄養不足を拾い上げられないため、数値上の問題がなくても、実際にはさまざまな不調を引き起こすほど栄養不足が進行していることもあるのです。

栄養不足は不定愁訴を引き起こすだけではありません。痛みを引き寄せ、悪化させること**すらある**のです。

「痛み」と「栄養不足」。

一見、無関係に見える両者が、実は密接に関わっています。だからこそ、痛みの専門医となった今、痛みの根源に関わる「栄養不足」を見逃さないように、患者さんには必ず詳細な血液検査を受けていただいています。

「長年、痛みに苦しめられてきた」

「激しい痛みで夜も眠れない」

「こんなに苦しいのに、医者にも家族にも理解されない」

痛みに心身ともに苦しめられ、インターネットなどで情報を収集しまくって当クリニックにたどり着いた患者さんたちです。「とにかくモヤモヤ血管の治療を」と希望されるのですが、実はモヤモヤ血管の治療をせずとも、不足している栄養素を補うだけで痛みが消えることもあります。

実際に不足していた栄養素を補っただけで、痛みが改善した例を紹介しましょう。

【症例】肩こりとしびれの陰にあった「栄養不足」（50代・女性）

数年にわたって右肩のひどいこりに悩まされていた女性は、数カ月前から右手にしびれを感じるようになりました。ただ、気管支喘息《ぜんそく》があるため、喘息による低酸素の影響だと思っていたそうです。

しかし、しびれがだんだん頻繁《ひんぱん》になり、いつしか途切れることがなくなったのです。骨や関節のトラブルを疑い整形外科を受診しますが、レントゲンでは異常なし。では神経の問題かと神経内科で頸椎《けいつい》のＭＲＩ（磁気共鳴画像）検査を受けますが、こちらも問題なし。

そのうち肩こりが悪化し、痛みがひどくなったため当クリニックにいらしたのでした。造影剤を入れながら右肩の血管撮影をすると、モヤモヤ血管が確認できました。肩こりの犯人が確定した瞬間です。

のちほど詳しくご説明しますが、モヤモヤ血管の治療にはカテーテルという細い管を使うものと、注射で行うものの2種類があります。この女性はカテーテル治療を行いました。

20分ほどで終了し、画像を確認した私は「これで肩こりは改善するだろう。同時に手のしびれもよくなっていくだろう」と予測しました。

長時間同じ姿勢でデスクワークを続ける、運動不足、過労、猫背、スマホの見すぎ（とくに眠りスマホ！）など、肩こりの原因はいろいろあります。ひとつやふたつは皆さんも心当たりがあるのではないでしょうか。

ひどい肩こりでは肩周辺の神経が常に興奮状態にあり、その興奮が波及して頭痛、めまい、この女性のように手のしびれなど、肩以外にも異変があらわれます。

これらの異変を改善するには、おおもとの肩こりを解消しなくてはいけません。

肩こりが解消されて神経の興奮が鎮まると、周辺にあらわれた不快な症状も消えていくのです。

治療で一度は改善したのに再発

実際に女性の経過は良好で、半年後には肩こりもしびれもほぼ感じなくなりました。しかし、7カ月を経過すると手のしびれが再発したのです。

その頃、オーソモレキュラー栄養療法を学び始めた私は、女性の栄養状態に解決の糸口があるのではないかと考え、詳細な血液検査を実施しました。

検査結果は、女性が**鉄欠乏とビタミンD不足**であることを示していました。また、**食後に血糖値が乱高下する血糖値スパイク**（後述）が生じていること、**糖質過多の一方でタンパク質が不足している**点も気になりました。

もともと女性は食事にそれほど気を使うことがなく、食後のスイーツや、間食で甘いお菓子を食べることが多かったそうです。

不足した栄養素を補うため食事療法とサプリメントを摂っていただいたところ、わずか1週間でしびれは消失。エアコンなどで手が冷えるとしびれが痛みに発展することもあったそうですが、そうしたこともなくなりました。

しびれが強いときはお箸ですらうまくつかめずに落としてしまうほどで、お孫さんを抱っこしたくても「落っことすのが怖いから……」と諦めていたそうです。

しびれが消えてからは手指にもぐっと力を入れられるようになりました。おばあちゃん大好きのお孫さんが突然抱きついてきても、しっかり抱き上げられるようになったそうです。

体の緊急事態を知らせる「痛み」の役割

「痛み」はできれば抱えたくないものですが、だからといって人体にとってまったく不要というわけではありません。痛みは人間の命を守るために、ふたつの大事な役割を担っているのです。

ひとつが「**警告**」。

例えば虫垂炎《ちゅうすいえん》や心筋梗塞など、体に異常事態が起きたことを知らせてくれるのは「痛み」です。物いえぬ臓器の危機を「痛み」が代弁してくれるといえます。

もしも虫垂炎になってもまったく痛みを感じなかったら、どうなるでしょうか？　異常に気づかず放置することになり、腹膜炎や敗血症が引き起こされ、命に関わる状態に陥ってしまいます。痛みは苦しい。辛い。でも、強烈な刺激であるほど警告としては効果的です。「痛み」という警告があるからこそ、異常事態をやり過ごすことなく適切な対処ができるのです。

「痛み」のもうひとつの役割は「**学習**」です。

斜面を駆け降りて転んで膝をすりむいた、暴飲暴食で腹痛を起こしたなど、ある行動の結果、「痛い思い」をすると、それ以降は行動に慎重さが加わります。「ちょっと待てよ」と立ち止まってシミュレーションすることで、いたずらに体にダメージを与えなくて済むようになるのです。

長引く痛みは治療が難しい

「警告」「学習」のための「痛み」は人間の健康で安全な生活のために必要ですが、反対に生活を蝕《むしば》むのが「**慢性疼痛**《まんせいとうつう》」です。

慢性疼痛とは、**3カ月以上持続する、または再発する痛みのこと**で、次のように分類されています。

・侵害受容性疼痛……組織の損傷や炎症が原因の痛み（関節リウマチ、変形性関節症など）
・神経障害性疼痛……神経系の損傷や機能不全が原因の痛み（帯状疱疹後神経痛《たいじょうほうしんごしんけいつう》、糖尿病性神経障害など）
・痛覚変調性疼痛（線維筋痛症《せんいきんつうしょう》など）……原因がはっきりしない痛み

分類はされているものの、慢性疼痛は複雑な要因が絡み合って生じているので、実際には明確に判断できないことが多々あります。

分類が曖昧《あいまい》になるということは、**どの科を受診してどのような検査をして、適切に診断を受け、どのような治療を受けるべきか見通しを立てるのが難しい**ということを意味します。これが痛みの治療を長引かせるひとつの理由となっているのです。

さらに状況を複雑にしているのは、原因疾患の治療をする医師が、そのまま痛みの治療に当たっている点です。

長引く「痛み」はそれ自体がひとつの「病気」だといえます。医学の目覚ましい進歩に伴い、医師の診療分野も細分化と深化が進んでいます。**骨や関節のプロフェッショナルであっても、痛み治療のプロフェッショナルとは限らない**のです。

何をやってもよくならない痛みの正体

国際疼痛学会（ＩＡＳＰ）は「慢性疼痛」を「症状」ではなく「独立した疾患」との考

えを打ち出しました。つまり、**慢性疼痛そのものを「治療すべき疾患」と定義している**のです。

慢性的な腰や首の痛み、変形性関節症、片頭痛など、体に慢性的な痛みを抱えている人は世界人口の20％に達するといわれています（※1）。

では、日本ではどれだけの方が慢性疼痛との生活を余儀なくされているかというと、推定患者数は約2300万人。これは全成人の22・5％に達し、国際疼痛学会の見解とほぼ重なります（※2）。

痛みの強度、部位は実にさまざまです。当クリニックには、四十肩・五十肩（肩関節周囲炎）、肩こり、腰痛、変形性関節症、へバーデン結節など、さまざまな痛みに悩む患者さんが来院されます。

ほとんどの方が整形外科やペインクリニックなどで「一般的な」痛みの治療を経験済み。「一般的」というのは、例えばこんな感じです。

・レントゲン撮影後↓「骨に異常はありませんので大丈夫ですよ。湿布と痛み止めで様子を見ましょう」↓異常がないのに、なぜ痛いのだろう？

・筋力の低下を指摘される→「加齢に伴って筋力が低下していますね。ウォーキングや筋トレを日課にしてください」→筋力トレーニングをしたら痛みはなくなるの？　加齢っていわれても……。

・ペインクリニックで→「ブロック注射で痛みを緩和させましょう」→根本的な解決になっているのかな？

こうした処置で一時的に痛みがやわらいでも、数日でぶり返す、またはまったく変化がないという経験を繰り返すうちに、**「どうも痛みの根本にアプローチできていないのではないか」**という疑念が湧き上がるのは当然です。

この日本で、まさか自分が栄養不足!?

延々と続く治療と治らない痛みを断ち切るために、書籍やインターネットで情報収集し、私たちが提供する「モヤモヤ血管治療」にたどり着いた。そんな患者さんが多いのです。

患者さんのほとんどが痛みの原因は「モヤモヤ血管にあり」と理解なさっているので治療の説明はスムーズなのですが、「実は痛みには栄養不足が関係しているんですよ」と栄養面のアプローチを始めると、途端に反応が悪くなることもしばしば。栄養不足と痛みの関係を納得していただくには結構時間がかかりました。私自身も最初は確信がなかったのです。

「年をとったから関節が痛む」「人工股関節の術後から痛む」「パソコンの使いすぎで腱鞘《けんしょう》炎《えん》が痛む」など、「痛み」は加齢や物理的な刺激が原因という固定観念があります。「栄養不足が痛みの原因」というだけでも突飛な話のように感じるでしょうし、何より「**自分が栄養不足なわけがない」という思い込み**があります。

「栄養不足」とは、遠い国やはるか昔の出来事というイメージがあるのではないでしょうか。この豊かな日本で、三食しっかり食べ、食材の産地、糖質や脂質、塩分などにも気を配った「正しい食事」をしている。そんな自分が栄養不足に陥っているとはまったく想像もしないことでしょう。

しかし、実際には栄養が足りていないのです。**長引く痛みの陰には「栄養不足」が隠れているのです。**

人体に必要な栄養素は体内で相互に協力し合って作用するので、「これだけ」という摂り方ではなく、まんべんなく摂取する必要がありますが、痛みに大きく関与する栄養素は

「鉄」と「**ビタミンD**」。

どちらも日本人に不足しがちな栄養素であり、本書でもこのふたつの栄養素の働きを中心に、痛みを改善する栄養の摂り方を解説していきます。

痛みには「血管」と「脳」が関わっている

痛みがある部位にはモヤモヤ血管が存在し、モヤモヤ血管こそが痛みの発生源。

でも、「痛み」はモヤモヤ血管だけで成立するわけではありません。

モヤモヤ血管が生み出した痛みが発する信号を「脳」が認知して初めて痛みは存在できるのです。

前項で触れたペインクリニックで行う「ブロック注射」は、「痛み」を軽減させるために一般的に行われている治療方法です。痛みがある部位はブロックにより神経興奮が軽減することで、局所の筋肉の緊張や、血管の収縮が改善し、血流が改善して痛みも軽快する、とされています。

しかし、痛みの根本的原因となるモヤモヤ血管や栄養不足には手付かずのままなので、ブロック注射の作用が切れると、また痛みが再発することがしばしばあります。

痛みと関係している栄養素

末梢神経《まっしょうしんけい》で知覚した刺激（＝患部で発生した刺激）は脳に伝えられますが、その刺激があまりに強いと脳にストレスになるため、痛み刺激を適切に受けるように「下行抑制系《かこうよくせいけい》」という仕組みがあります（第2章参照）。具体的には、**痛みをやわらげるセロトニンとノルアドレナリンという脳内神経伝達物質が放出されます**。

このように人間の体は痛みをやわらげるための機能を有しているのです。それなのに痛みが緩和されることなく慢性的な痛みに苦しむ方が多いのは、**「脳」と「患部」の両方が、栄養不足による影響を受けている**からだと私は考えます。

慢性的な痛みは、痛みを痛みとして認知する「脳」、痛みが発生する「患部」のふたつの要因のうえに存在します。

「脳」と「患部」の両方にアプローチすることで痛みを消すことができるのですが、有効な手段のひとつが「栄養不足の改善」です。

「痛みに大きく関与する栄養素は『鉄』と『ビタミンD』」と前述しましたが、それは次のような理由によります。

【慢性的な痛みの2大要因】

・脳→「鉄」が不足すると痛みを緩和する物質の放出に影響する

患部で発生した刺激を脳が「痛み」として認識すると、痛みをやわらげるために、脳内神経伝達物質であるセロトニンとノルアドレナリンが放出される。セロトニンとノルアドレナリンをつくる過程で必要な鉄が不足していると、痛みが緩和されない。↓第2章で解説。

・患部→「ビタミンD」不足で免疫力が低下

免疫を強化するビタミンDが不足するとモヤモヤ血管ができやすくなる。↓第3章で解説。

「摂りすぎているもの」を見直すことも大切

不足した栄養素を理解し、良質な栄養素を補っても、痛み対策としては十分ではありません。

体内で「**慢性炎症**」が発生していると、せっかく取り入れた栄養素を利用できないからです。慢性炎症は、老化、生活習慣病、がんとの関連が知られており、「痛み」にも影響を及ぼすのですが、栄養のアプローチによって改善可能です。

炎症を防ぐ「**オメガ3系脂肪酸**」と、反対に助長する「**糖質**」については第4章で解説します。

慢性的な痛みは「病気」と同じ

読者の皆さんに、ぜひ知っていただきたいことがあります。

それは「**痛み**」**は**「**病気**」**であるということ**。

職場の健康診断でがんに関連する項目に引っかかれば、「もしかしてがん!?」と、大慌てで検査の手配をするはずです。生活習慣病の可能性を指摘されたら、必死で暮らしを見直し数値の改善に努めるはずです。

自覚症状がなくても、がんや生活習慣病などの「病気」に対しては真剣になるのに、はっきりと感じている「痛み」への反応は、よほどひどくならない限り深刻には受け止めません。

「放っておいたら治るし」

「がまんすればいいから」

「暖かくなればよくなるはず」

日常生活にあまり影響が出ていないうちは、「痛み」に積極的に向き合う気持ちにならないのは仕方ないでしょう。

しかし、**そもそも「痛み」を軽くとらえている方が多い**のです。

痛みは不快。痛みは辛い。

——何より痛みは怖い。

痛みを甘く考えてはいけません。痛みは確実に心身を蝕んで寿命を削ってくるのです。

長引く痛みは確実に寿命を縮める

体に迫った危険を知らせる「警告」を発し、危機を回避する「学習」の機会を与える「痛み」は、時として人間の寿命をも縮めてしまう怖い存在です。

「たかが痛み」と侮ってはいけません。アメリカの権威あるMDアンダーソンがんセンターは、2000人以上のがん患者を「強い痛みあり」「強い痛みなし」の2グループに分け、生存率を調査しました(図表1参照)。

時間の経過とともに、どちらのグループも生存率が下がっていきますが、「強い痛みあり」のグループのほうが生存率が低いことがわかりました。

国際的な学術論文誌である『European Journal of Pain』に掲載された、痛みと寿命の関係を示すデータも紹介しましょう(図表2参照)。

こちらは関節炎や腰痛、心臓病による胸の痛み、がんによる痛みなどの長引く痛みを抱えた方(鎮痛薬を内服している人をランダムに集めたコホートと呼ばれる研究です)と、健常者の方を対象に、慢性疼痛の有無で生存率を比較した研究になります。

対象者は5853人。平均年齢は58歳。横軸は時間で、「40000」とは「40000日＝約10年」、縦軸は生存率。グラフ内の折れ線がスタートの「1・0」から40000日後に「0・8」に下がっているのは、調査開始から10年で2割が亡くなったという意味です。

痛みを気力で抑えようとしない

では、亡くなった方の「痛み」の状況を見てみましょう。

数カ月や数年に及んで持続、または再発を繰り返す「慢性疼痛がある人」と「痛みがない人」で、次のような結果となりました。

・慢性疼痛がある人……1170人
・痛みがない人……382人

ここで、「心臓の病気やがんは寿命を短くする原因じゃないの？」と思われた方もいらっしゃるかもしれません。

この論文で強調されているのは、慢性的に強い痛みがある人、例えるなら強い痛みがあり、外出を控えていたり、仕事に支障がある人は、がんや心臓病の有無に関係なく、**長引く痛みが寿命を短くする独立した因子である、痛み自体が寿命を短くする要因**だということです。

[図表1] 痛みと寿命の関係

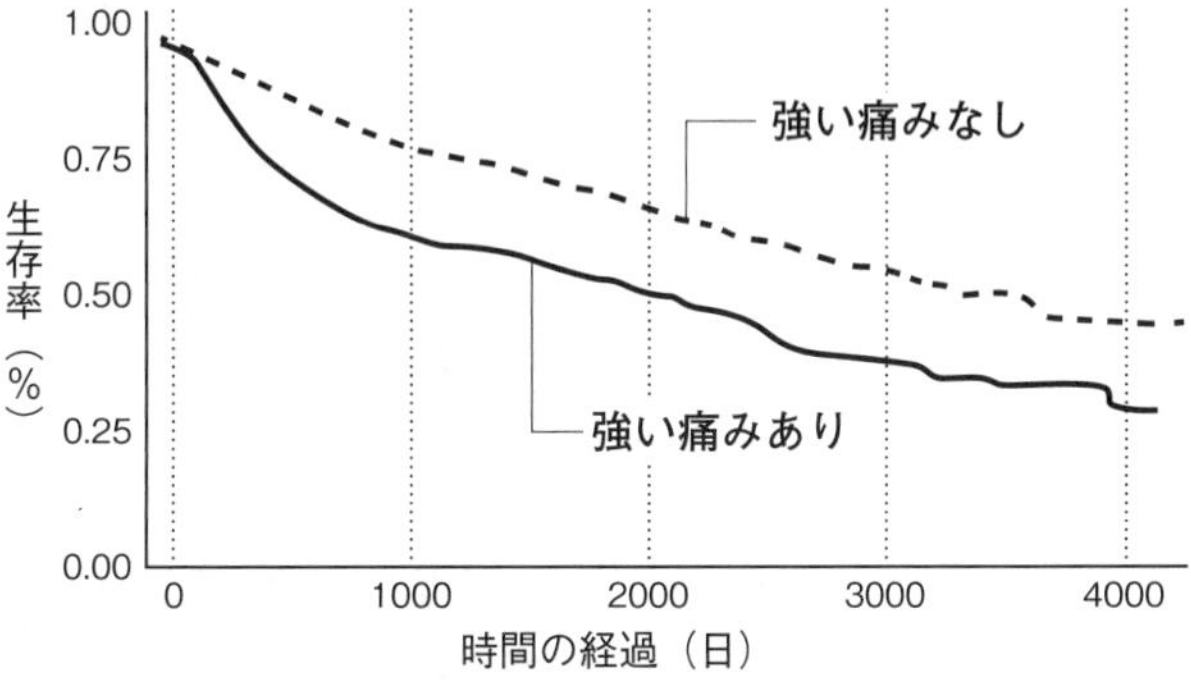

がん患者2000人を、「強い痛みあり」と「強い痛みなし」の2グループに分けて生存率を調査したもの。「強い痛みあり」のほうが生存率が低くなっている。

[図表2] 慢性の痛みは寿命を短くする

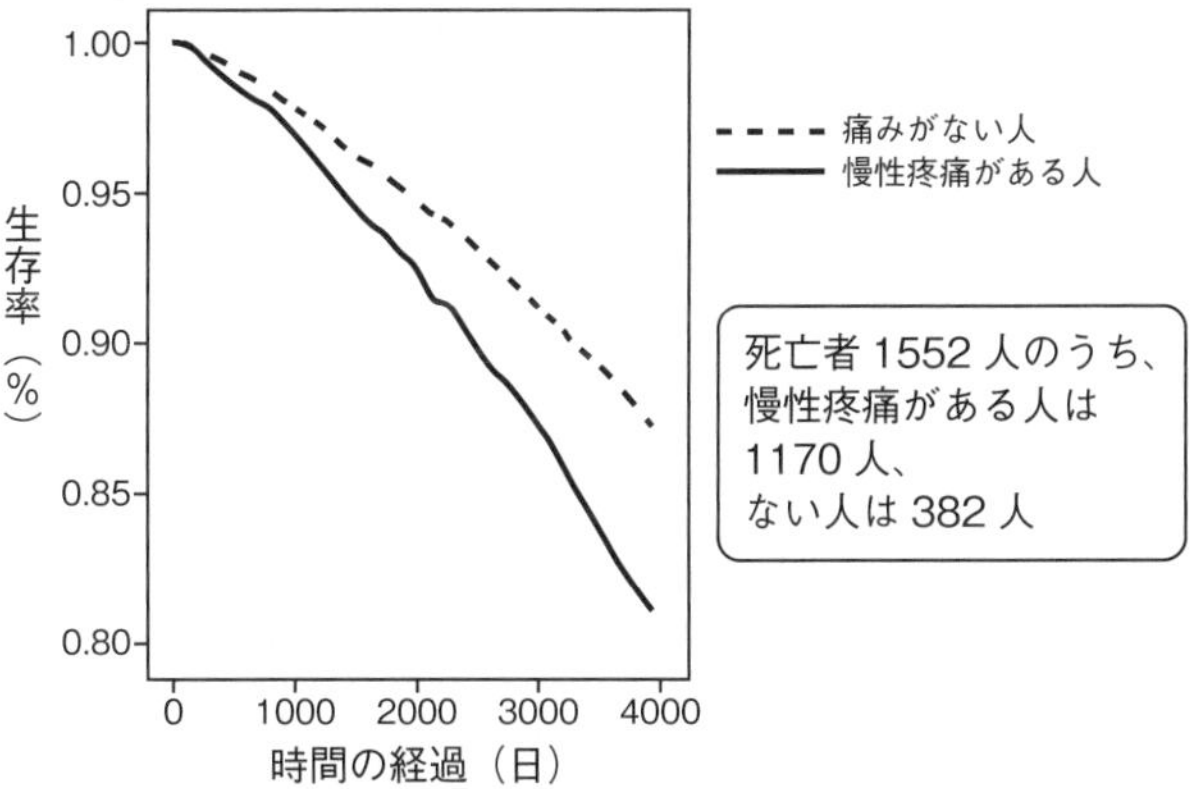

健常者（痛みがない人）と慢性疼痛のある人の生存率を、約10年にわたって比較したデータ（対象者5853人、平均年齢58歳）。慢性疼痛のある人のほうが生存率が低くなっている。

強い痛みがあると寿命が短くなることは明らかです。

この世に「痛み」を経験したことがない人は存在しません。痛みは生活の中で実にありふれたもので、私たちの誰もが馴《な》染《じ》みがあるものです。

人によって感じ方も異なるため、「気のせい」「気力でどうにかしろ」と痛みの存在を否定されることもあります。

しかし、**「たかが痛み」と軽く考えるのは、それこそ「命取り」**になります。

繰り返しますが、「痛み」は「病気」。寿命を削り、人生を蝕む病気なのです。

[第 2 章]

「脳の栄養不足」で痛みが強くなる理由

痛みを感じているのは「脳」だった！

体のどこかで痛みが発生すると、全身に張り巡らされた神経ネットワークを通じて、すぐさま脳に情報が上げられます。

神経ネットワークは脳から脊髄《せきずい》を通る中枢神経、中枢神経から枝分かれして体のすみずみへと広がっている末梢神経によって構成されています。

末梢神経が「痛み」の刺激を受けると刺激は電気信号に変換され、中枢神経を通り脳へと伝えられ、脳で「痛み」として認識されるのです。

このように**痛みが伝達される経路を「上行伝導系《じょうこうでんどうけい》」といいます。**

痛みは人間にとって「警告」と「学習」の意味がありますが、過ぎると苦痛でしかありません。そのため**伝達された痛みを緩和する経路も存在します。これを「下行抑制系《かこうよくせいけい》」といいます。**

下行抑制系は、痛みをやわらげるための仕組みです。

上行伝導系を通って脳に痛みの信号が伝わると、下行抑制系が機能してセロトニンやノ

［図表３］「痛みを伝える経路」と「痛みを抑える経路」がある

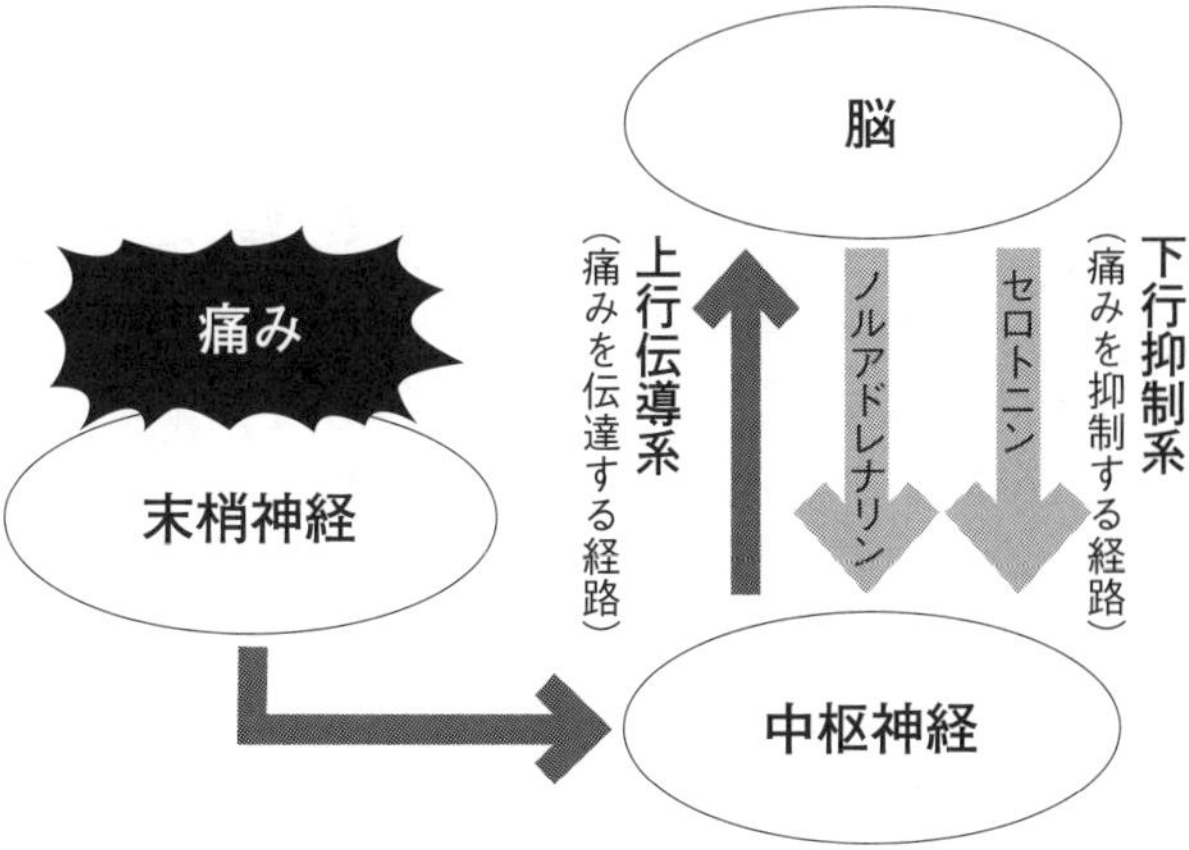

ルアドレナリンといった神経伝達物質が放出され、痛みを鎮めるのです。

「うつ」と「痛み」の発生源は同じ

神経伝達物質であるセロトニンやノルアドレナリンが不足すると、下行抑制系の機能が低下して、痛みを強く感じてしまいます。

また、**不足の影響は痛みを助長するだけではありません。精神的な不調ももたらすので**す。

セロトニンには、神経伝達物質を調節してストレスを緩和する働きがあり、ノルアドレナリンにはストレスに対抗できるように交感神経を活発化させる働きがあります。

精神を安定させるために必須のセロトニンやノルアドレナリンが不足すると、うつ病を引き起こすことがわかっています。

うつ病の患者さんは痛みを感じやすい傾向があるのですが、それはセロトニンとノルアドレナリンが低下しているため、下行抑制系の機能が不十分だからと考えられます。

セロトニンとノルアドレナリンの不足が「痛み」と「うつ病」を結び付け、苦しみを倍増させてしまうといってもよいでしょう。

なぜ、うつ病の薬が痛みにも効くのか

抗うつ剤は、セロトニンやノルアドレナリンの働きをコントロールしてうつ症状を改善するものですが、痛みを訴える患者さんにも効果的なことがあります。抗うつ剤が痛みをやわらげるのは「うつ」と「痛み」の仕組みが重なっているから当然でしょう。**痛みの悪化にセロトニンやノルアドレナリンの不足が関係している**ことは明らかです。

仕組みが同一でありながら、「うつ」と「痛み」それぞれに対する社会の扱いには大きな開きがあるような気がしています。

うつ病への理解が進んだ現在、職場で「うつ」を訴える社員に「気合いが足らんから

だ！」と叱責しようものなら即ハラスメント認定、ブラック企業の烙印《らくいん》を押されてしまうはずです。

しかし、うつ病と同じ神経伝達物質の不足が原因の「痛み」については、まだまだ正しく理解されているとはいいがたいのではないでしょうか。

痛みのせいで気分が落ち込むのはよくある話ですが、「気力で乗り越えられる」「気の持ちようでどうにかなる」といった精神論で片づけられるものではありません。現実にセロトニンやノルアドレナリンの不足という問題が発生しているのです。

【ドクター澁谷コラム】身をもって知った「痛み」のメンタルへの破壊力

強い痛みというのは、気力体力を根こそぎ奪っていきます。

私自身、石灰沈着性腱板炎《せっかいちんちゃくせいけんばんえん》（肩の筋肉にカルシウムが沈着し炎症を起こす）で強い痛みが出現し、夜も眠れない日々を送ったときに、まさに「痛感」しました。ほんの少し肩を動かすだけでも激痛が走り、同僚に注射治療をしてもらったりしたのですが、まったくよくならず、痛み止めもほとんど効果がありませんでした。「もしかして、このまま治らないのでは」と不安が膨れ上がって、どんどん気持ちが沈んでいったのです。

「痛み」と「うつ」の関連を示す論文は何本も読んで理解していたつもりでも、我が身に起こると「なるほど、これか」などと悠長に観察する余裕もなく、ただただ気力が奪われるばかりでした。仕事はなんとかこなしていましたが、あのまま痛みが続けば、確実にメンタルに強いダメージを受けたと思います。カテーテル治療を受けようかと悩んでいたところで、自然と痛みがよくなり、本当にほっとしました。

患者さんが抱える苦痛を身をもって知ることができたのは、よい経験でした。

痛みを抱えて暮らすことは困難としかいいようがなく、ひとりでも多くの患者さんの痛みを終わらせたい。そう願いながら治療に向き合っています。

神経伝達物質の主原料はタンパク質

人間の体は、水分（60％）、タンパク質（20％）、脂質（15％）、その他（5％）で構成されています。

割合が2割であるにもかかわらず「**人間はタンパク質でできている**」と表現されるのは、皮膚、爪、筋肉や骨に臓器など、すべてがタンパク質を材料としてつくられているから。もちろん、**セロトニンやノルアドレナリンなどの神経伝達物質もタンパク質からできています**。

これほど重要な栄養素なので、タンパク質が豊富な肉、魚、卵、大豆製品などをしっかり食べなくてはいけませんが、タンパク質をたっぷり摂ってもタンパク質不足になる可能性があるのです。ビタミンやミネラルが不足していると、せっかく摂ったタンパク質を体内で利用することができないからです。

「好き嫌いなく何でも食べるように」と昔からいわれるのは、栄養の代謝を考えると実に理にかなった教えといえます。

分解されたアミノ酸が再びタンパク質に合成される

では、食べ物から摂取したタンパク質が脳内神経伝達物質になるまで、どのようなプロセスを経て、その時々でどのような栄養素が関わるのか見ていきましょう。

食べ物は最初に歯で細かく噛み砕かれます。唾液に含まれる消化酵素と混ぜ合わせて消化されやすくするためです。その後、消化管に運ばれ、食べ物に含まれているタンパク質は「アミノ酸」へと小さく分解されます。

分解されてでき上がるアミノ酸は全部で20種類。これらのアミノ酸は用途に合わせて再びタンパク質に合成され、筋肉や臓器など人間の体をつくり上げるほか、脳内神経伝達物質やホルモン、酵素、抗体などの材料にもなります。

ちなみに、たった20種類のアミノ酸からつくられるタンパク質は約10万種類におよび、「体をつくる」「体を維持・調整する」「体を動かす」ために使われます。

ここからは、神経伝達物質に限定して説明します。

図表4で示したように食べ物に含まれるタンパク質は、カルシウム、ビタミンC＋胃酸の作用によってアミノ酸に分解されます。分解されたアミノ酸は「血液脳関門」を通過して脳へと送られます。

血液脳関門は脳を守る防御システム。細菌やウイルスなどの異物が脳に侵入するのを防ぐもので、アミノ酸やブドウ糖など小さな物質でなければ血液脳関門を通過できません。

[図表4] 脳内神経伝達物質の合成過程

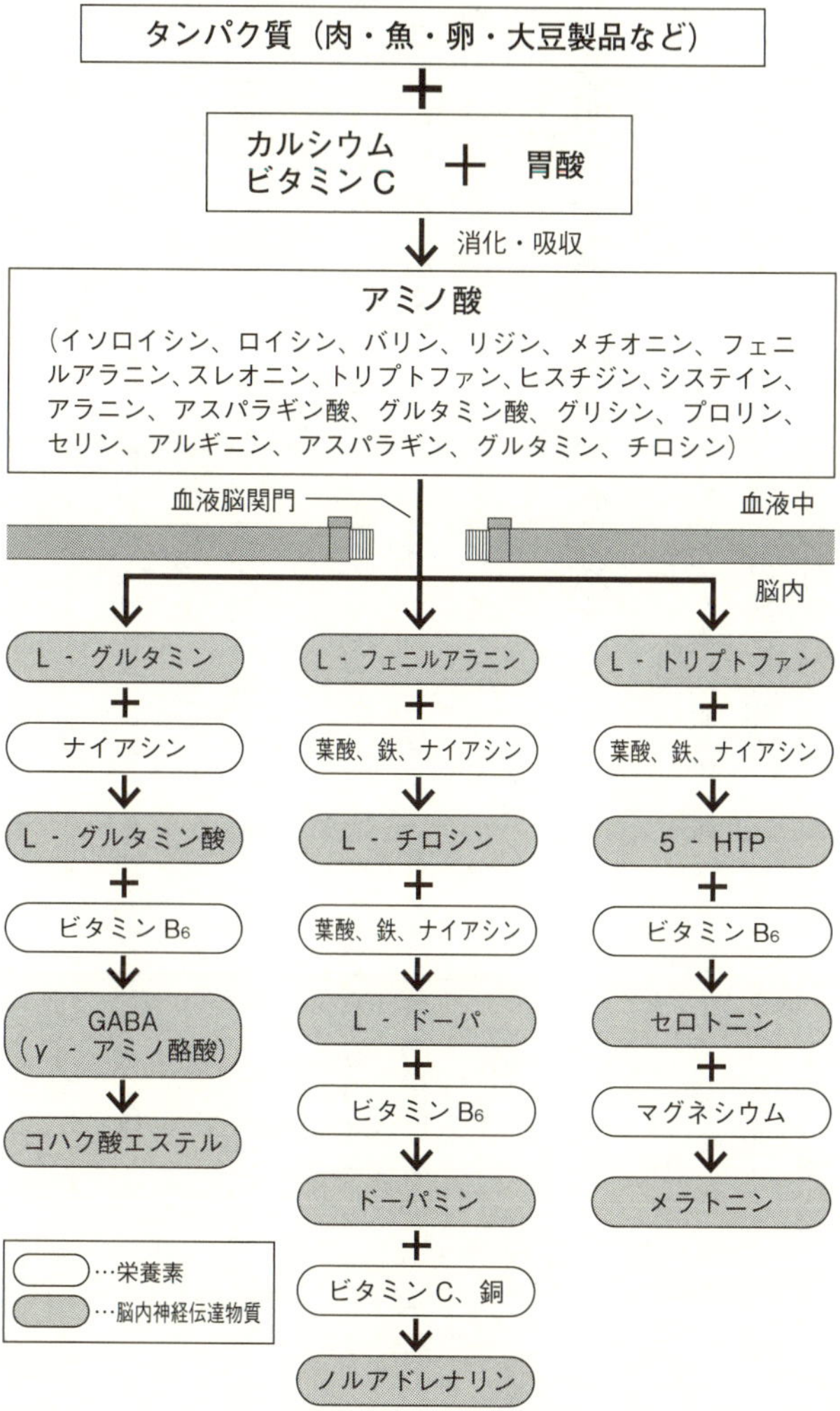

アミノ酸はL‐グルタミン、L‐フェニルアラニン、L‐トリプトファンの形になって脳内に入ります。その後、ビタミンB群（B_6、葉酸、ナイアシン）、ビタミンC、ミネラル（鉄、銅）などの作用を受けながらセロトニンやノルアドレナリンをはじめとする、さまざまな脳内物質へと形を変えていきます。

セロトニンとノルアドレナリンだけを取り出して、その生成過程と下行抑制系の働きを示すと図表5のようになります。

必須アミノ酸のうち、セロトニンとノルアドレナリンの材料となるのは「トリプトファン」。ここに鉄が作用することで、セロトニンとノルアドレナリンの生成が進み、下行抑制系が正常に機能して痛みをやわらげてくれます。

痛みを訴える女性の9割が「鉄不足」

クリニックにはさまざまな痛みを抱えた方が来院されます（図表6参照）。

もっとも多いのが四十肩・五十肩（肩関節周囲炎）。次がヘバーデン結節です。

ヘバーデン結節とは指の第一関節の両側にコブができる病気で、関節の腫れ、変形、強

[図表5] 脳の下行抑制系と「鉄不足」の関係

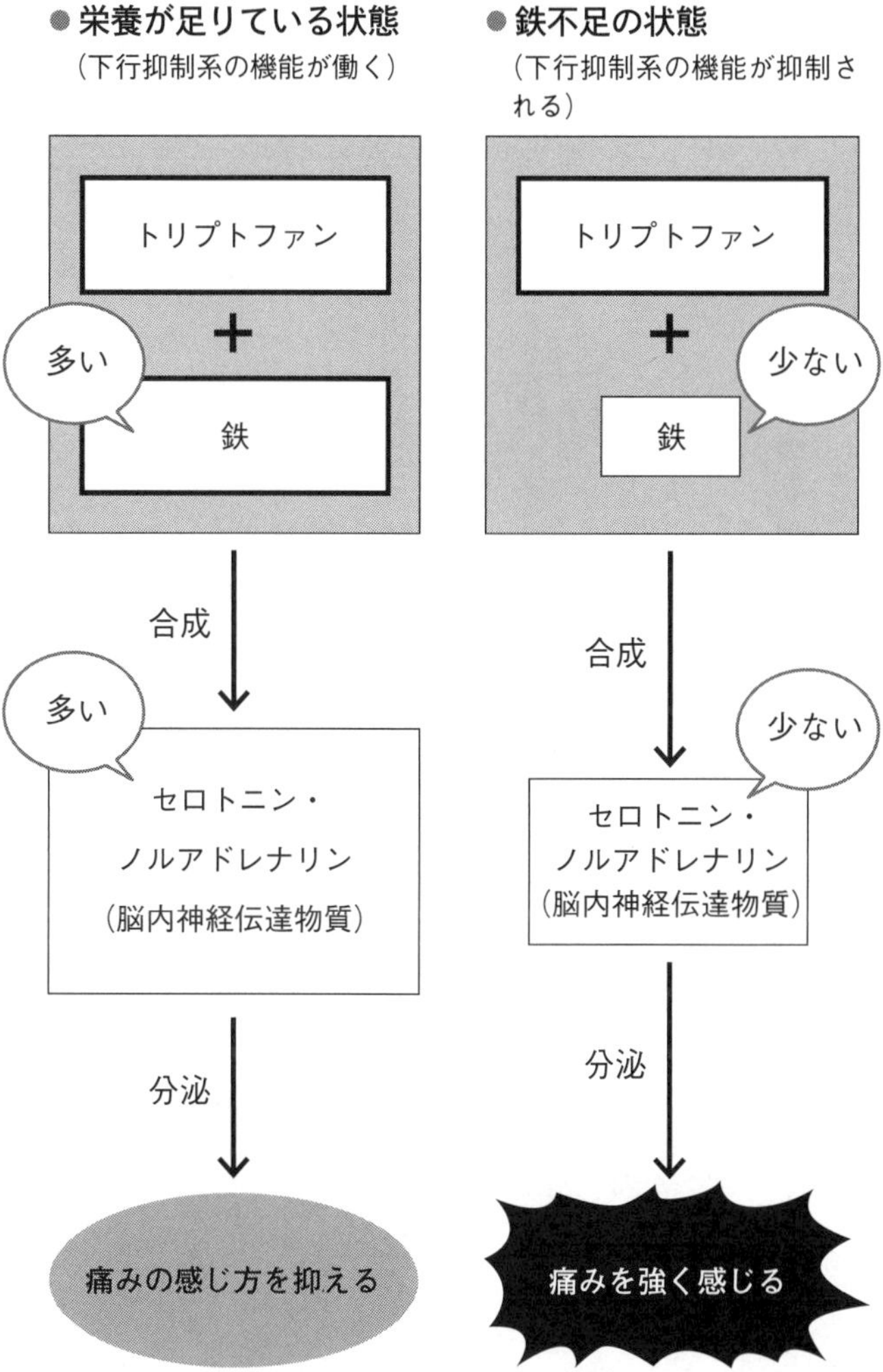

い痛みがあらわれます。変形や痛みには個人差があり、40歳代以降の女性、とくに手をよく使う人に多発する傾向があります。

栄養状態を把握するため、主にカテーテル治療を受ける方に血液検査を受けていただきますが、その結果、**女性の約9割、男性の約半数が鉄不足**という結果が出ました。

この数値をご覧になっても、ご自身と鉄不足は無関係と思われる方もいらっしゃるでしょう。その根拠は「健康診断で鉄欠乏性貧血といわれなかったから」。

だからといって安心はできません。**ここでいう「鉄不足」と「鉄欠乏性貧血」は別物**です。混同されることが多いので整理しておきましょう。

・鉄欠乏性貧血

貧血には、悪性貧血（ビタミンB_{12}や葉酸の欠乏）、再生不良性貧血（赤血球・白血球・血小板が減少する）、溶血性貧血（赤血球の破壊が進む）などの種類があり、もっとも多いのが「鉄欠乏性貧血」です。

鉄欠乏性貧血はヘモグロビンの材料である鉄が不足した状態。ヘモグロビンが少ないということは材料である鉄が不足していることになるので、ヘモグロビン数が鉄分の量を判

［図表６］クリニックに来院するきっかけとなった「慢性痛」

順位	疾患名
1	肩関節周囲炎（四十肩・五十肩）
2	ヘバーデン結節
3	僧帽筋筋痛症（肩こり）
4	変形性膝関節症
5	上腕骨外側上顆炎（テニス肘、ゴルフ肘）
6	帯状疱疹後神経痛
7	仙腸関節障害
8	腰痛
9	SIRVA（ワクチン接種後の筋肉痛）
10	非定型的疼痛

断する指標のひとつとなっています。

血液中の赤血球数の減少や赤血球内のヘモグロビンが不足して、組織に十分な酸素が届けられない状態が「貧血」です。ヘモグロビンは赤血球中に含まれる赤い色素のことで、ヘモグロビンの量は赤血球数と比例します。

ヘモグロビンの量で貧血を判断しますが、その量は水分摂取量によって変動する可能性があります。

体が栄養不足に陥り、タンパク質の量が不足すると、血管の中は脱水になります。タンパク質には水分を引き付ける作用がありますので、水分を引き付けることができない↓血管内脱水になってしまうのです。そうすると血液が濃縮され、液体成分に対して有形成分

（赤血球、白血球、血小板など）の割合が高くなります。すると赤血球（と、そこに含まれるヘモグロビン）が増えたように映るのです。

本当はヘモグロビンが少ないのに、栄養不足と水分摂取が不十分な状態で検査を受けると、数値上は問題なしとなってしまう可能性があるということです。

・鉄不足

体で必要な鉄分が不足したときに困らないよう、体は「**貯蔵鉄**」を蓄えています。主に肝臓、膵臓《すいぞう》、骨髄に貯蔵され、一部は血液中にも存在しています。その貯蔵鉄を反映したタンパク質を「フェリチン」といい、体の中に貯蔵されている鉄分に鋭敏に反応するといわれ、採血で測定することができます。

体の鉄分が不足すると蓄えている鉄分で補いますが、それでも鉄不足が続くと貯蔵鉄、赤血球（ヘモグロビン）、組織鉄の順に消費されていきます。

一般的な血液検査では赤血球に含まれるヘモグロビン濃度で貧血を診断しますが、ヘモグロビンに影響があらわれるということは、その前段階として体内の貯蔵鉄であるフェリチンはかなり減っています。つまり、**通常の血液検査で貧血を指摘されたときは、体内の**

[図表7]「鉄不足」の評価基準

● 正常な鉄の状態

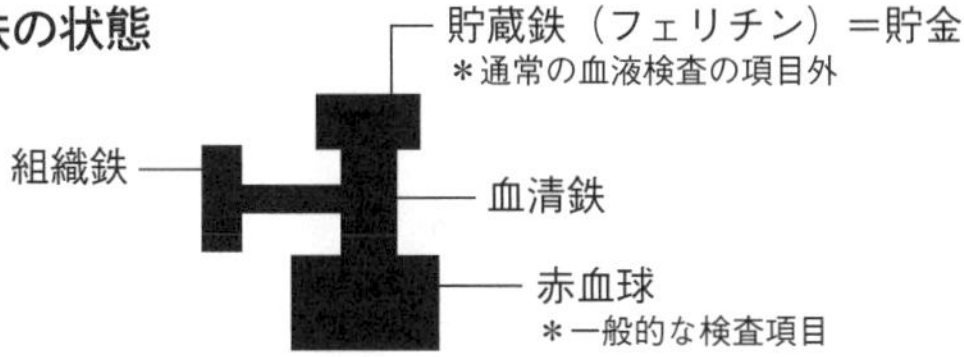

● 鉄不足を判断するための参考値

鉄の状態	一般的な貧血の診断	貯蔵鉄での貧血の診断	不定愁訴
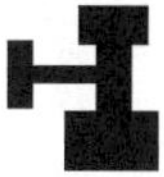 正常	貧血なし （ヘモグロビン 14 以上）	正常 （フェリチン 100 以上）	なし
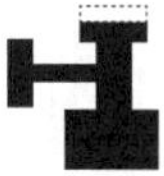 貯蔵鉄減少	貧血なし （ヘモグロビン 14 以上）	潜在性鉄欠乏 （軽度） （フェリチン 80 以下）	軽度 あり
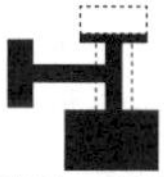 貯蔵鉄消失、血清鉄減少	貧血なし （ヘモグロビン 12 以上）	潜在性鉄欠乏 （中等度） （フェリチン 50 以下）	この3段階では同程度の愁訴あり
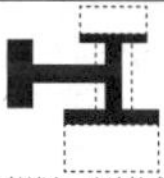 貯蔵鉄消失、血清鉄減少、赤血球減少	軽度貧血 （ヘモグロビン12～10）	鉄欠乏性貧血 （フェリチン 20 以下）	
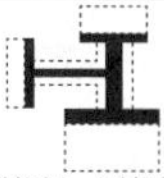 貯蔵鉄消失、血清鉄減少、赤血球減少、組織鉄減少	貧血 （ヘモグロビン10 以下）		

ヘモグロビンの単位は g/dl、フェリチンの単位は ng/ml。ただし、上記のヘモグロビン、フェリチンの数値は、オーソモレキュラー栄養療法における参考値。

鉄不足は深刻な状態に達しているといえるのです。

フェリチンは一般的な血液検査では検査項目には含まれていないことが多いのですが、鉄は痛みに関係する栄養素のひとつであり、痛みを専門とする当クリニックでは必須項目です。

鉄不足は痛みだけでなくイライラ、不眠も招く

フェリチンがかなり低下してからでないとヘモグロビンは下がらないので、貯蔵鉄が少ないにもかかわらず、ヘモグロビンの数値は基準値内にとどまってしまうという矛盾が起きてしまいます。

ヘモグロビンの数値が基準値内にあるということは「貧血」ではないことを示しますが、体内の鉄（貯蔵鉄）が足りていることと同義ではありません。

貧血と診断されてはいないけれど貯蔵鉄が不足していれば、それは明らかに鉄不足。

イライラ、意欲の低下、倦怠感、不眠などに悩まされ、常に「どうにも元気が出ない」「なんかシンドイ」といった状態になるのです。

こうした症状は、鉄不足のために脳内神経伝達物質の合成に支障が出たから。47ページの図表4で示したように、脳内神経伝達物質を合成するためには鉄が必要なのです。セロトニンやノルアドレナリンが合成されないと痛みをやわらげる下行抑制系の機能も低下し、痛みを強く長く感じるようになります。

また、鉄分は単独で細胞内のミトコンドリアにおけるATP（エネルギー）産生に関わります。鉄が不足すると安定したエネルギー産生ができず、細胞の働きが低下してしまい、身体の不調につながるのです。

体の中に入った栄養素の働きは目で見えるものではありません。鉄などの栄養素の効果を説明されても、即座に信じられないのは無理のないことです。

ここで、私自身が「栄養と痛み」「鉄とメンタルの関係」に確信を持つきっかけとなった患者さんのケースを紹介しましょう。

【症例】鉄の補充で手の痛みとうつ病が改善（40代・女性）

女性は看護師。体を酷使する仕事柄、痛みとのつきあいは長く、肘や股関節に2年前から痛みがありました。

整形外科を受診しても骨に異常はなく、湿布やマッサージなどでだましだまし仕事をしていましたが、2週間前から今度は手に痛みが出るようになりました。

がまんして仕事をこなしていたものの、どんどん痛みは悪化し、ついには激痛のあまり眠ることができなくなって来院されたのでした。うつ病が先か痛みが先か、ご本人も判然としないのですが、うつ病の治療も進行中で診察時には服用している薬の一覧を持参してくれました。

あまりの激痛なので、ご自身はヘバーデン結節を疑っていて、モヤモヤ血管がないか調べてほしいとのこと。検査ではモヤモヤ血管は確認できず、問診の時点で「ヘバーデン結節ではないのでは」という印象がありました。

モヤモヤ血管は局所にできるため、痛みも局所的という特徴があります。一方、女性の痛みは指の第一関節にとどまらず、範囲が広く、少しの刺激でも強い痛みを訴えます。そもそもヘバーデン結節の特徴である関節の変形がありません。

「痛み」と「栄養不足」がつながった！

途方に暮れた私は医学部時代の友人に相談することにしました。

友人は皮膚科医。皮膚科医は痛みを診る機会は少ないでしょうが、痛みの専門家であるクリニックの医師や整形外科医とはさんざん考察を重ねてきたので、違う角度からの意見がほしかったのです。

また、友人がオーソモレキュラー栄養療法を臨床に取り入れて成果を上げていることにも興味がありました。この人選は大当たり。状況を聞いた友人は「たぶん、鉄分不足」と即答したのです。

半信半疑ながら友人のアドバイスに従い血液検査をしてみると、確かにフェリチンがだいぶ低い。そこで、ヘム鉄（73ページ参照）、鉄の吸収を助けるビタミンCとタンパク質代謝を高めるビタミンB群を含むサプリメントを飲んでもらうことにしました。

女性がすんなりとサプリメントによる鉄補給を受け入れてくれたのは、ご自身の症状から鉄不足を疑っていたから。さすが専門知識を持つ看護師さん。ただ、残念ながらフェリチンまで採血をしていたものの、それが基準範囲に入っている、という理由で鉄欠乏を医療機関で否定され、女性の鉄不足は放置されたままだったのです。

鉄を摂取したあとの女性に起きた変化は、驚くべきものでした。

1カ月で手、肘、股関節の痛みはなくなり、4カ月後にはうつの症状もほぼ消失したのです。あまりのスピードで症状が改善されたので、血液検査の数値の変化が追いつかないほどでした。

鉄を補った結果、女性は痛みだけでなく、次のような症状からも解放されました。

①不安がなくなった。
②光が眩《まぶ》しくなくなった。
③頭（脳）が疲れにくくなった。
④スーパーの店内アナウンスなど、音をうるさく感じなくなった。
⑤抜け毛が減って髪質がしっかりした。
⑥起立時のふらつきがなくなった。
⑦甘いものを食べたくなくなった。

①～④は、鉄やビタミンB群の作用でセロトニンやノルアドレナリンの合成が進み、うつに関連する症状が改善されたと考えられます。

美しい髪や皮膚に欠かせない「コラーゲン」の合成にも鉄は関わっています。鉄が増えたことでコラーゲンも増え、⑤の結果になったのでしょう。

ヘモグロビンの材料となる鉄が増えるとヘモグロビンが運ぶ酸素量が増え、脳が酸欠状態に陥ることがなくなって⑥も改善されたのでした。

⑦は鉄とビタミンB群、タンパク質の合わせ技。鉄やビタミンB群は糖質や脂質、タンパク質をエネルギーに変えるときに必要な栄養素で、不足するとエネルギーがうまくつくれなくなります。エネルギーが不足すると速やかにエネルギーに変換される糖分がほしくなるのですが、その流れが栄養素を補充することで断ち切られたのです。

糖分はセロトニンの量を増やす働きもあります。セロトニンの材料となるアミノ酸の素であるタンパク質を補ったことで、「甘いもの」を食べずともセロトニンの放出量が増えたと考えられます。

また、この症例からの教訓はフェリチン値の解釈。女性は別の医療機関でフェリチンが10ng／mlしかなかったそうですが、医師から「基準範囲内ですので大丈夫です」といわれたとのこと。オーソモレキュラー栄養療法では、フェリチンが20ng／ml以下は重症の鉄欠乏状態です。採血の正しい理解も大切だと改めて認識しました。

健康診断で見逃されている鉄不足

この女性のケースが教訓となって、以後、患者さんには細やかな栄養指導をするようになりました。とくに鉄は反応がいい栄養素で、補給すると速やかに体調が変化し、ご自身で効果を実感できます。

私自身も臨床の場で「患者さんの役に立てている」と手応えを感じるのは、鉄不足の女性の患者さんです。

月経の影響で女性は鉄が不足しやすく、その影響で下行抑制系の働きが低下していることが多いのですが、一般的な血液検査ではフェリチン（貯蔵鉄）の不足を拾い上げることができません。

――痛くて苦しいのに検査の結果は問題が見つからない。

精神的にも辛い状況ですが、フェリチン不足が原因なら鉄の補給でスピーディーに問題解決できるのです。

鉄の摂取は、体調にも変化が起きやすい

ただでさえ日本人は「痛みをこらえる」ことを美徳とする傾向があります。「痛みがあってもがまんする」「がまんでなんとかできる」という悪しき常識は、検査結果（しかも基準が甘い！）に問題がないと「その痛みは気のせい」に変化し、ひどい場合には仮病扱いされてしまいます。

鉄不足が見過ごされたばかりに長引く強い痛みに耐えなくてはいけないうえ、無理解からいわれのない批判まで受けてしまう。なんとも理不尽なことです。

鉄の補充を中心としたオーソモレキュラー栄養療法は、実践から1週間ほどではっきりと効果を実感できるケースもあり、皆さん「栄養が原因だったなんて！」と驚き、そして原因が解明したことに非常に喜んでくださいます。

ただ、鉄の補給には注意点があります。効果的な補給の仕方については73ページを参照してください。

健康診断では貧血の指摘がなかったからといって鉄が十分に足りているとは限りません。次の「鉄不足チェックリスト」で、鉄不足かどうか確認してみましょう。

[図表8]「鉄不足」チェックリスト

以下の項目のうち、ふたつ以上当てはまる場合は、「鉄不足」の可能性があります。

1	立ちくらみ、めまい、耳鳴りがする
2	肩こり、背部痛、関節痛、筋肉痛がある
3	頭痛、頭重になりやすい
4	階段をのぼると疲れる
5	夕方に疲れて横になることがある
6	よくアザができる
7	月経の出血量が多い(女性の場合)

また、自分でできるフェリチン検査キットもあります。キットを使って自分で採血し、業者に送ると分析してくれる仕組みです。

健康診断の結果で鉄不足を知るヒント

ここまで、一般的な血液検査では鉄不足は見つからないと書いてきましたが、健康診断の血液検査の項目から鉄不足の「兆候」を見つけることはできます。

注目してほしいのは「**MCV**」の数値です。

MCV(Mean Corpuscular Volume)は、赤血球1個あたりの平均的な容積を示しています。鉄が不足すると、赤血球は色が薄くなるだけでなく小さくなっていくので、ＭＣＶが低いと鉄不足が疑われます。

基準値は医療機関や検査機関によって異なることがありますが、概《おおむ》ね男女ともに83・6～98・2fL（国立がん研究センター中央病院）とされています。

一方、オーソモレキュラー栄養療法では95fL以下だと、赤血球が小さいとみなし、鉄不足が始まっていると考えます。

ＭＣＶが検査項目に入っていないこともあるかもしれません。その場合は「赤血球数」と「ヘマトクリット値」からＭＣＶを導き出すことができます。ほとんどの検査でこのふたつは項目に含まれているはずです。

ＭＣＶ（fL）＝ヘマトクリット（％）÷赤血球数（10^4／μl）×10

【症例】健康診断では見つけられなかった「栄養不足」（50代・女性）

半年ほど続く足底腱膜炎で来院。整形外科で体外衝撃波治療を受けて多少改善したものの、長く歩いた日は痛みがひどくなるうえ、息切れも気になるとのこと。ちなみに、体外衝撃波とは高出力の音波のことで、腎結石の破砕にも使われています。

女性が持参した健康診断の採血結果を拝見しました。

赤血球数は４９６（10^4／μl）で基準値内。

しかしＭＣＶは76fLで基準値を下回っています。

検診結果の表のＭＣＶの横には「Ｌ（low）」と印字されていますが、とくに改善の必要性を指摘されることはなかったそうです。赤血球数が基準値内なので問題なしとされたのかもしれません。

クリニックでの再検査でわかった貧血

私が診察してきた中でもかなり低いＭＣＶだったので、鉄不足であることは確実です。不足の程度を把握するため、クリニックで採血してフェリチンを調べると、結果は「**計測不能**」。測定感度以下だったのです。

早速、ヘム鉄とビタミンＤをサプリメントで補充しました。栄養補充以外の治療はしなかったのですが、**初診時の痛みを10とすると、３カ月後には痛みの程度が２まで改善**されました。

「富士山に登るのが夢だったんですが、このままよくなれば実現できそうです」とおっしゃっていました。

痛みがひどくなるのではないかとビクビクすることがなくなったどころか、痛みのない暮らしをイメージできるほどに回復したのです。

【ドクター溝谷コラム】

一般的な血液検査で栄養不足を知る方法

健康診断の血液検査では、「ALT（GPT）」と「アルブミン（ALB）」にも注目してみてください。

□ALT（GPT）…一般的な基準値　男性8～42U/L　女性6～27U/L

ALTは肝臓の細胞に含まれているトランスアミナーゼという酵素です。その活性化にはビタミンB_6が必要です。つまり、ビタミンB_6が欠乏するとALT値が低下するのです。

ビタミンB_6が満たされているとALTは20U/L前後になることがわかっています。

また、ALTは上昇にも注意が必要です。日本肝臓学会の提言によりますと、ALTが30U/Lを超えると、慢性肝臓病が疑われるとされています。

つまり、基準値内であったとしても正常値ではない、検査データをより深く読み解くことで、病気の早期発見につながる、と学会レベルでいわれるようになってきているのです（※3）。

検査の数値が20から大きく離れている場合は、基準範囲内であっても注意が必要です。

□アルブミン（ALB）…一般的な基準値　男女ともに4・0～5・0g/dl

タンパク質の濃度を示し、総合的な栄養状態を判断できます。オーソモレキュラー栄養療法では4・5g/dl以上を理想としています。

アルブミンは解釈に注意が必要です。というのも、栄養不足になると、血液が流れている血管の中の栄養素が低下することで、血中に水分を引き付けられなくなる→血管内脱水が起こります。そうすると、見た目の数値は高く出てしまう（マスクされてしまう）のです。ですから4・5g/dlに近い数値でも注意が必要です。

栄養状態が改善すると、アルブミンが低下するということをしばしば体験します。

血液検査の数値が基準値内に収まっているからといって安心せずに、ちょっと突っ込んで数値を読み取ってみましょう。体の栄養状態を知ることができ、いち早く手を打てば、痛みや不調を予防することができるのです。

なぜ、日本人には鉄不足が多いのか

女性は月経の影響で鉄不足になりやすい傾向があります。しかし、日本の女性の鉄不足はかなり深刻です。

閉経前の日本人女性の約45％が鉄不足の状態にあり、先進国の中でも特異な結果となっています（※4）。

[図表9]「鉄不足」の背景には肉不足がある!?

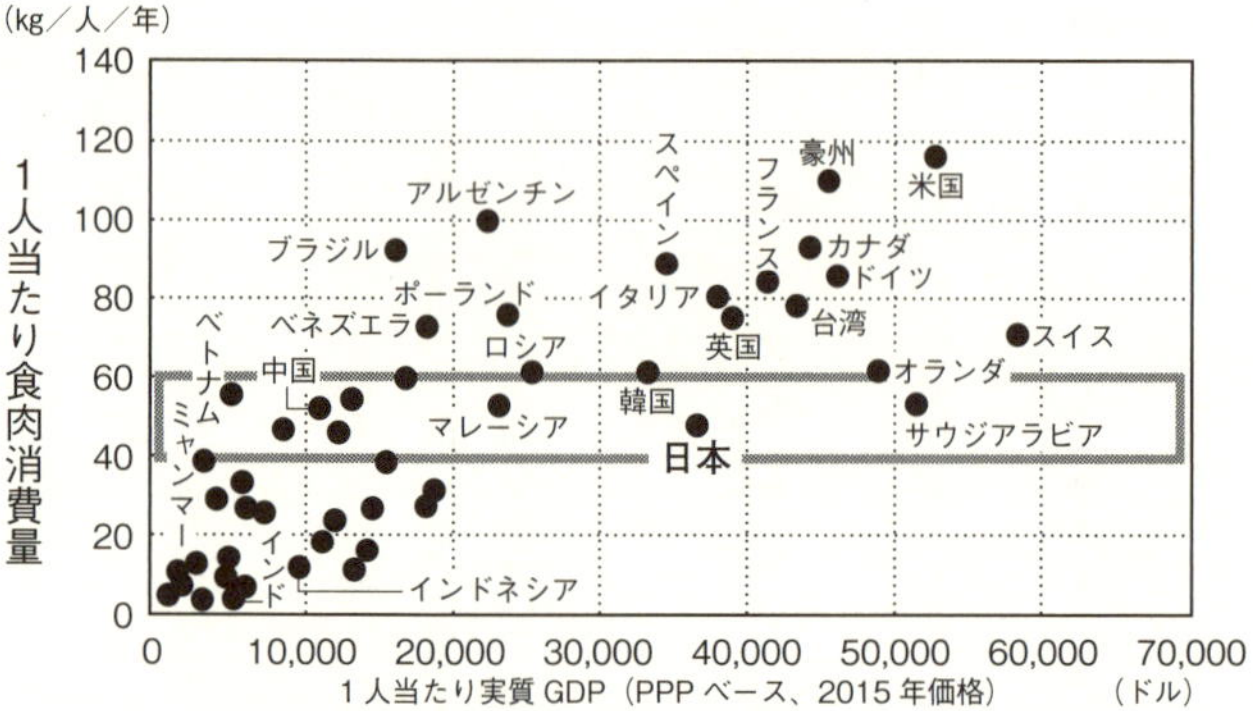

（「所得水準と食肉消費量の相関図」2011年、FAO、IMFをもとに作成）

所得水準と食肉消費量を比較したデータを見ると、日本人は所得水準が中程度なのに対し、食肉消費量は少ない。

諸外国では、国家も企業も「鉄不足解消」に積極的に取り組んでいます。日本では見られませんが、鉄不足を防ぐために食品に鉄を添加している国は珍しくありません。小麦粉（アメリカ、イギリス、トルコ等）、トウモロコシ粉、（ベネズエラ、メキシコ）、米（フィリピン）といった主食のほか、塩（モロッコ）、醤油（中国）、精製糖（グアテマラ）といった調味料に鉄を添加し、鉄を補っているのです（※5）。

鉄不足は月経がある女性特有の問題ととらえられがちですが、クリニックで調べた限り、男性患者さんの半数が鉄不足です。

その理由のひとつが**鉄分豊富な食品の摂取が少ない**こと、なかでも**「肉不足」**が問題です。

鉄が豊富に含まれている「肉」の消費量が発展途上国と同程度。日本人が老若男女を問わず鉄分不足の傾向があるのは仕方ないことなのです。

【症例】腰痛の背後に隠れていた「鉄不足」（60代・男性）

2年前から腰痛に悩まされるようになり、整形外科での低周波治療、牽引治療、ホットパック、ウォーターベッド（水圧刺激で血流を促進する）のほか、鍼灸整骨院《しんきゅうせいこついん》にも通ったそうですが一向に改善が見られないとのこと。

男性は憩室《けいしつ》出血の治療中でした。憩室とは消化管壁の一部が袋状になって外側に飛び出ることで、憩室からの出血の影響で鉄欠乏性貧血となり、病院で処方された鉄剤を服用していました。

鉄剤を飲んでも鉄不足が一向に改善しない理由

ところが、血液検査をしてみるとフェリチンが非常に低い。病院で処方された鉄剤は飲み忘れもなく、きちんと服用しているのにほぼ吸収されていない、まったく意味をなしていないのです。

このようなケースでは、次のような理由が考えられます。

・胃にピロリ菌がいる。胃薬を飲んでいる

鉄の吸収には胃内が酸性環境であることが重要です。ピロリ菌がいると胃粘膜が萎縮《いしゅく》し、胃酸の分泌が低下します。また、胃薬により胃酸の分泌が抑えられることで、鉄の吸収が阻害されます。

・鉄の吸収に必要なビタミンCが不足している

ビタミンCは鉄の吸収を促進します。鉄には吸収しやすい形と、しにくい形があり、ビタミンCは吸収しやすい形に変換するのに役立ちます。

・腸内環境が悪い

腸内環境の悪化により、悪い腸内細菌やカンジダなどの腸のカビが増えます。これらの菌は鉄が大好物で、鉄を取り込んで活動が活発化します。

クリニックで血液検査を精査した結果、最終的には食事療法とそれに加えて、鉄とビタミンDを補充するオーソモレキュラー栄養療法だけで痛みは解決すると踏みました。

なぜビタミンDかというと、ビタミンDにはうつを改善するという効果が報告されているからです。

男性がうつ病だったわけではないのですが、精神的にはかなり滅入っていた様子。実際にHADS（Hospital Anxiety and Depression Scale）というメンタルヘルスを評価するスコアを取ってみると（のちほど詳しく述べます）、抑うつスコアがとても高かったのです。こちらが高いと、経験上、痛みの改善に時間がかかることがわかっています。

うつ病とは診断されないまでも、このスコアが高いということは、不安が強く、痛みに対する耐性も弱いことが予想されます。

また、オーソモレキュラー栄養療法で改善すると予想したのは、男性の腰痛が広範囲に広がるタイプだったことも関係しています。

腰痛の患者さんは「痛みをピンポイントで示す」「広範囲に痛みを感じている」のどち

らかのことが多く、前者はモヤモヤ血管があり、後者では見られません。男性の腰にはモヤモヤ血管は確認できず、骨による神経の圧迫もありませんでした。

鉄とビタミンDの補充を進めて3カ月後。四六時中続いていた痛みに波が出てきて、「ラクだな」と一息つける時間が生まれたそうです。

レントゲンやMRIでも原因不明の腰痛に栄養が関係!?

現代人の宿痾《しゅくあ》ともいえる腰痛。

日本整形外科学会は腰痛診療ガイドラインで、**腰痛の発症と慢性化には「心理社会的要因」が関係すると指摘**しています。

心理社会的要因とはストレスや不安などで、これは皆さん納得するところでしょうが、プラスして「栄養問題」も大きな要因のひとつであると、ぜひ認知が広がることを願っています。

栄養不良で下行抑制系の機能が破綻するとストレス耐性が低下し、痛みや抑うつ症状が悪化して食欲が低下、さらに栄養不良が加速……という負のスパイラルにはまってしまうのです。

腰痛はレントゲンやＭＲＩで原因がわからない、長引くことが多く悪化する厄介《やっかい》な病気だとされていますが、そんな厄介な腰痛こそ、患部へのアプローチではなく、体の中——栄養状態——に着目することが治癒のきっかけになります。栄養状態を改善するだけで痛みが確実に軽くなっていくと希望を持ってほしいのです。

鉄は「どう吸収されるか」がポイント

この症例の男性のように、鉄を補充しているのに吸収されないケースがあるのは、鉄の種類を正しく理解して補充していないからです。鉄には次の３種類があり、吸収しやすさが異なります。

・ヘム鉄
動物性の鉄で、豚・鶏・牛のレバー、赤身の肉、赤身の魚（カツオ、マグロ）などに豊富に含まれます。

「ヘム」はタンパク質の一種で、ヘム鉄は「ヘム」というタンパク質に包まれた鉄のこと。

ほかの食物と一緒に摂っても吸収を阻害されません。そのまま小腸で、ヘム鉄専用の吸収経路を通って吸収されるので吸収率が高いのです。

・**非ヘム鉄**

植物性の鉄で、レンズ豆、納豆、小松菜、ホウレン草などに豊富に含まれます。

体内で吸収のいい二価鉄に変換してから小腸で吸収されます。ヘム鉄に比べて吸収率は劣りますが、二価鉄への変換を助けるビタミンCやクエン酸などと一緒に摂ることで吸収率を上げることができます。

反対にタンニン（コーヒー、紅茶など）、フィチン酸（玄米など）、非水溶性植物繊維（芋類、キノコ類など）と一緒に摂ると吸収が悪くなります。

・**キレート鉄**

人工的に合成された鉄。腸内の悪玉菌を増やして胃腸トラブルを起こす、銅や亜鉛の吸収を邪魔するなどのリスクがあります。安価で入手しやすいのですが、通常の吸収経路とは異なる経路で、体が必要としている鉄分量とは関係なく吸収され、体外に積極的に排出する経路がないため、摂りすぎは鉄過剰症を引き起こす危険があるので注意が必要です。

知っておきたい、サプリメントや鉄剤のリスク

痛みの改善につながるなら、鉄分をどんどん補給しなくては、と思うことでしょう。そのときに思い浮かぶのは、鉄剤やサプリメントの利用ではないでしょうか。

便利で手軽なイメージがありますが、サプリメントや鉄剤の利用には慎重にならなくてはいけません。

医療機関の多くは鉄の補給が必要な患者さんに非ヘム鉄の鉄剤を処方していますが、非ヘム鉄は吸収過程でフリーラジカル（不安定な状態の分子・原子）を発生させ、胃腸障害を引き起こすことがあるのです。また、二価鉄への変換を助ける栄養素が十分でないと、吸収はなかなか進みません。

最近はインターネットで海外からサプリメントを入手できますが、その多くがフェロケルというキレート鉄であり、摂取量を間違えると過剰症から肝臓障害に至る危険があります。

【ドクター澁谷コラム】

うつが先か、痛みが先か

「試験勉強してないから学校に行きたくないな」
「今日の会議は締め上げられるだろうな」
不安や緊張でうつうつとしていると、そのうち頭やお腹が痛くなってきた。そんな経験は誰しもあると思います。

前にも述べましたが、痛みに特化した当クリニックでは、栄養状態を把握するための血液検査と、もうひとつ、メンタル面を理解するためのHADSを患者さんに受けていただいています。

HADSは、14の質問に答えてもらうことで、不安と抑うつの程度を数値化するテストです。テスト本来の目的は「不安と抑うつ状態の把握」ですが、これらの程度を知ることで、血液検査では測定できないセロトニンとノルアドレナリンの充足度を推測しようという意図もあります。そこに血液検査の栄養状態を突き合わせて、補充が必要な栄養素を検討していくのです。

うつ傾向があると、痛み治療にも影響する

うつ傾向が強いと治療効果に少なからず影響が出ます。

治療でモヤモヤ血管は減っているのに、次の診察では「相変わらず痛いです。変化がありません」と訴える方がいらっしゃいます。

モヤモヤ血管の治療がうまくいかなかったのか、と超音波で確認すると、モヤモヤ血管は減少しています。

モヤモヤ血管がなくても痛みを感じるのは、うつ傾向のある患者さんが大げさなわけではありません。**うつ傾向があると、たとえ痛みの要素が少しでも脳が敏感に察知してしまうのです。**

脳内物質のセロトニンやノルアドレナリンが減ると、うつ症状が出るうえ、痛みをやわらげる下行抑制系も弱っているので、痛みを強く感じてしまうのは当然のことなのです。

だからといって、「うつがあるから痛みが治らない」といっているのではありません。

うつ傾向の方には「治療に時間がかかること」をあらかじめ説明しておくべきなのです。

治療に大なり小なり不安を抱くのは、どの患者さんも同じ。うつ傾向の患者さんは、さら

に脳が痛みに敏感という特性があります。

栄養と痛みのこと、下行抑制系のこと、ご自身が痛みに敏感な状態であること。それこそ本書の最初のページからここまでの内容を患者さんに説明します。

「痛みが長引きやすいのは、気のせいではなくて脳の体質。体質に関わる治療だから時間がかかりますよ」

納得感を持ってもらえれば、その後の治療を一緒に進めていけるのです。

痛みとメンタルはつながっている

メンタルと痛みがつながっていることは、今や「政府公認」です。

労働者のストレス緩和と職場環境改善につなげることを目的にストレスチェック制度が2015年に施行され、取り組みのひとつとして厚生労働省は「職業性ストレス簡易調査票」を公開しています。調査票には57の質問があり、痛みに関して「体のふしぶしが痛む」「頭が重かったり頭痛がする」「首筋や肩がこる」「腰が痛い」の4つの問いかけがなされています。

医学会ではメンタルと痛みの相互作用に、セロトニンやノルアドレナリンを含む脳内神経伝達物質と栄養の関与を裏付ける研究が進んでいます。

「痛みとメンタル」「痛みと栄養」の関係について認知が広がれば、薬やマッサージに頼らない改善の方策——オーソモレキュラー栄養療法——も知られていくと期待しています。

【症例】肋骨の痛みは「ビタミン不足」のせいだった!?(20代・女性)

女性は就寝中、寝返りを打ったときに肋骨《ろっこつ》に激痛が走ってから、起床時、日中に荷物を持ったときなど動作の拍子に痛むようになり、次第にじっとしていても呼吸をするだけで痛みが出るようになりました。

女性はまず鍼灸治療で痛みをやわらげようとしますが、効果は上がりません。では、肋骨にヒビでも入ったのかと整形外科を受診しますが、レントゲンでは骨に異常は見つかりませんでした。

整形外科ではロキソニンを処方されます。ロキソニンは炎症を起こす物質の生成を抑制する作用があり、特段異常はないものの痛みを訴える患者さんに処方するのはよくあるパターンですが、服用しても痛みは治まりませんでした。

通院のたびに痛みがまったく軽減しないと訴えていると、「原因がはっきりしないのに痛みが続くのは、精神的な問題の可能性もあります」と、心療内科の受診を勧められます。

心療内科では抗不安薬のソラナックスを処方されますが、依存性があることから服用を続けることに不安を抱いていたそうです。「このままこの薬を飲んでいても大丈夫だろうか」と悩むのは、抗不安薬の薬を飲んでいる患者さんの多くが通る道です。

メンタルの安定にも関わっているビタミンＢ群

クリニックで採血をするとＡＬＴ（65ページ参照）が低く出たことから、**ビタミンＢ群が不足**していることがわかりました。

ちょっとページをさかのぼっていただきたいのですが、「神経伝達物質の合成過程」（47ページ）にある「ナイアシン」が「ビタミンB_3」です。このナイアシンとビタミンB_6の関与があって合成されるＧＡＢＡ《ギャバ》は、精神的な安定を保つために作用します。

女性の場合、ビタミンＢ群の不足でＧＡＢＡが合成できず不安要素が強くなって、痛みが悪化していると予測しました。

[図表10]「ビタミンB群不足」チェックリスト

以下の項目のうち、ふたつ以上当てはまる場合は、「ビタミンB群不足」の可能性があります。

1	集中力が続かない。記憶力が衰えている
2	本やテレビが頭に入らない。興味が亡くなった
3	音に敏感だ
4	寝ても疲れがとれない。とにかく疲れる
5	よく悪夢を見る。眠りが浅い
6	口内炎がよくできる
7	お酒をよく飲む

ソラナックスやデパスなどのマイナートランキライザーに分類される抗不安薬はGABAの作用を増強することで不安や緊張をやわらげるので、GABAの合成を助けるビタミンB群を服用すると抗不安薬を減量、または完全にやめることも可能です。

しかし、これは専門家の指導があってこそ。栄養素は単体で作用できるものではなく、複数の栄養素が相互に関わりながら複雑に機能を広げています。個人的な判断での断薬は避けてください。

さて、女性はビタミンB群に加え、**神経伝達物質の原料となるタンパク質、鉄、ビタミンDも不足**していました。これらの栄養素を補充した結果、痛みの軽減のほか大きな変化が見られました。

「一生痛みが続くのではと不安でたまらなかったのですが、最近は痛みが出ても、さほど不安に感じません」

常にまとわりついてきた不安が薄まってきたのは、ビタミンB群の充足を示唆しています。

ビタミンB群は気持ちを安定させるほか、心身の疲れを軽減する働きもあり、ストレスフルな現代を乗りきるためには充足させておきたい栄養素です。81ページのチェックリストでビタミンB群が足りているか確認してみてください。

[第３章]

しつこい痛みの陰にある「モヤモヤ血管」

血管の専門医が出合った痛みの最先端治療

この章では、痛みの原因であるモヤモヤ血管の正体とその治療について説明します。まずは、私が痛みの専門医になったきっかけからお話ししましょう。

大学病院で循環器内科医として心臓カテーテル治療を専門としていた私は、ニューヨークに研究留学の機会を得ます。その後は再び大学病院に戻り、年間２００件ものカテーテル治療をこなしていました。

臨床も研究も好きな私にとって大学病院は適した場ではありましたが、尊敬していた上司が大学病院を去ったことをきっかけに、今後の進路に迷いが生じます。

そのときに考えた選択肢はふたつ。開業するか、市中病院の循環器内科に行くか。

しかし、風邪から手術が必要な患者さんまで広く受け入れる開業医では、それまで培ってきた自分の専門性が活かせるとは思えません。

では、市中病院はどうかというと、組織の一員になることは経営の一端を担う、つまり

［図表 11］ 痛みの原因をつくっていた「モヤモヤ血管」

● 治療前

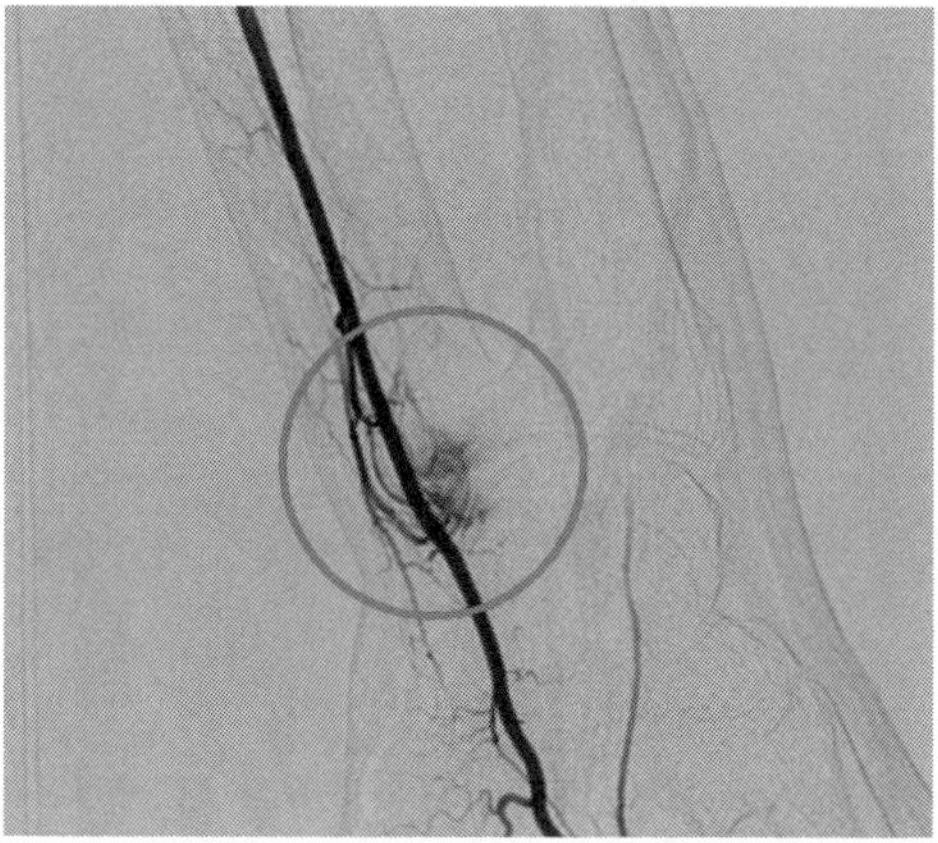

● 治療後

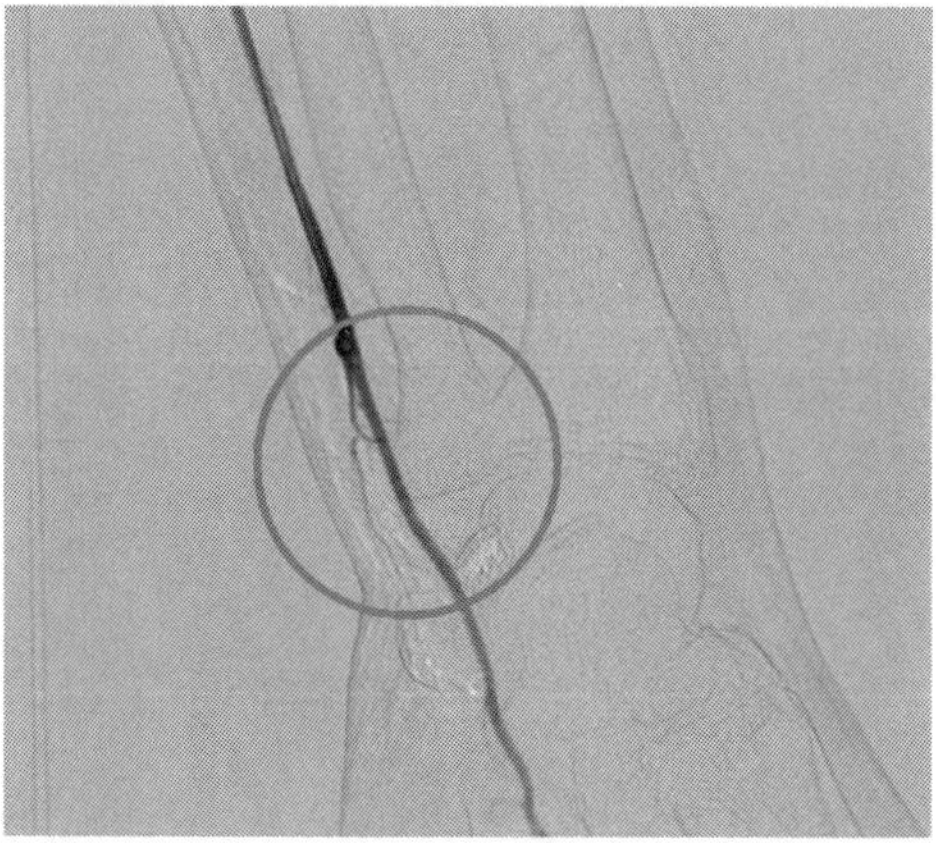

手首の部分にあった「モヤモヤ血管」。運動器カテーテル治療により消失し、治療後は痛みがなくなった。

数字（売上）を担わされることになります。患者さんと数字を秤にかけるというといい過ぎかもしれませんが、それもまた私の性には合いません。

どうしたものかと考えあぐねているとき、オクノクリニックの奥野祐次総院長が出演しているテレビ番組を偶然目にしたのです。

モヤモヤ血管の説明、その治療法など、とてつもなく衝撃的で、「この治療法はすごい！」と直感が私を突き動かしました。

早速、見学の約束を取り付け、実際の治療を間近で見せてもらいました。モヤモヤ血管の画像と、メキメキよくなる患者さんの様子は、今も鮮明に覚えています。

そして私が進路を決断した決め手は、奥野先生が痛みに向き合う真摯《しんし》な姿。解明されていること、解明されていないことを明確にしながら、論文にして発信を続けている行動力。この痛みの新しい治療を世に広めていきたい、という想いに強く共感したから。

「大学病院は辞める。心臓で培ったカテーテルの技術をオクノクリニックで活かしたい。この痛みの治療を一緒に世に広めたい」

そう決意して、痛みの治療に本格的に取り組むことにしたのです。

【症例】17年間続いた「幻肢痛」が「モヤモヤ血管」治療で消えた（50代・男性）

痛みの治療が難しいことは医師の間では常識ですが、奥野総院長は痛みの発生源を「モヤモヤ血管」と特定したうえ、さらに治療法まで確立していました。

治療が難しいのは、痛みのメカニズムに謎の部分が多いからです。中でももっとも不可解なのが、切断して存在しない四肢が痛む「幻肢痛《げんしつう》」。

しかし、**幻肢痛にもモヤモヤ血管が関係している**ことがわかりました。そのきっかけとなった症例を紹介しましょう。

男性は20年近く前の交通事故で右足の膝下を切断。その半年後から幻肢痛に悩まされるようになります。

四肢切断後に発生する幻肢痛は、切断者の60～80％に発生するとの報告もあり、6～10％の方は強い痛みを感じるといわれています。

男性は1日のうち何度も電気が走るような強烈な痛みに襲われ、その後は痙攣《けいれん》のため体を動かすことができず、仕事中はトイレにこもって痛みをやり過ごすほどでした。苦悶《くもん》の時間は1時間に及ぶこともあり、明らかに生活の質を下げています。

このような幻肢痛はレアケースではなく、「脳の錯覚」が原因で引き起こされると考えられています。錯覚を修正する「ミラー療法」は一般的な幻肢痛の治療法のひとつです。

男性のケースで、ミラー療法の仕組みを説明しましょう。

まず、両足の間に切断していない右足が映るように鏡を置きます。鏡に映った右足はあたかも左足のように見えるはずです。右足を動かすと、切断したはずの左足が動いているかのような錯覚が生じます。動きを繰り返して脳を刺激すると幻肢痛の改善につながるのですが、男性にはまったく効果がありませんでした。

ミラー療法のほか、神経ブロック注射を繰り返し、痛み止め、麻薬の貼付薬など、さまざまな治療を試しますが、いずれも効果は薄く、夜間に数時間続く痛みのせいで眠ることもままならない日々でした。

男性の切断面を触診したところ、水分がたまっていて浮腫を起こしている印象でした。痛みのある部位に腫れが見られる場合、そこにモヤモヤ血管が存在することを示します。

モヤモヤ血管はもろい血管なので、血液中の水分を保持できません。血管外に漏れ出てしまった水分で、モヤモヤ血管があるところには「腫れ・むくみ」が生じるのです。

モヤモヤ血管に対しカテーテル治療を行ったところ、痛みがほぼ消失。17年間、昼夜を問わず襲ってきた痛みから解放され、ようやく夜間に熟睡できるようになったのです。

その後、痛みの軽減に比例して切断面の腫れも引き、義足が合わなくなるほどでした。

幻肢痛の一般的な治療はほぼすべて受けたにもかかわらず改善しなかった痛みが、モヤモヤ血管を解消するだけで即座に消失し、さらに再発もありません。

幻肢痛はよくなる可能性がある

幻肢痛が「脳の錯覚」であることに私は疑問を抱いていました。

――脳がそんなに簡単にだまされるものだろうか？

脳が痛みを記憶し、四肢がなくなっても痛みがぶり返す。幻肢痛のからくりを至極簡単に説明すると、こうなります。しかし、そんな単純なミスを脳が犯すとは思えません。

男性の症例が示すように、幻肢痛の一部は明らかにモヤモヤ血管が原因です。痛みの原因であるモヤモヤ血管にたどり着けないまま、「とりあえず脳のせい」にされて、絶望の中、痛みに耐えている患者さんはたくさんいると思うのです。

厚生労働省の『平成18年身体障害児・者等実態調査』の結果によると、日本には上肢切断した方が約8万人、下肢切断した方が約6万人います（※6）。

糖尿病の合併症、不慮の事故で四肢切断を選択せざるをえなかったとしても、その後の幻肢痛は仕方のないことではありません。モヤモヤ血管が原因であれば、治療により幻肢痛は改善するのです。

【ドクター澁谷コラム】

「直感」に導かれ、痛み治療の世界へ

現在、痛みの専門医として治療を行っていますが、医師としてのスタートは大学病院での循環器内科医。尊敬する上司のもと、心臓血管カテーテル治療に従事していた私は、その上司の後押しでニューヨークに研究留学に行くことになりました。

ニューヨークは圧倒的なエネルギーに満ちていると聞いてはいましたが、実際にその場に立つと想像以上。そこにいるだけで独特の高揚感に包まれ、自分の身にも力が漲《みなぎ》ってくるような感覚がありました。

自分の精神のどこかを大きく刺激してくれる街。この「どこか」は、のちのちモヤモヤ血管とその治療法を知ったとき、大学病院を辞めて痛みの専門医になると決めたとき、そしてオーソモレキュラー栄養療法と出合ったときにもビリビリと反応したところ。名付けるとしたら「直感」です。ニューヨークは、私の直感を鋭くしてくれた場という気がするのです。

そんなニューヨークで研究生活をバリバリ……といいたいところですが、立ちはだかる言葉の壁、お金はカツカツ、研究テーマをつかむまでは迷走もありました。基本は自ら動かなければ何もつかむことができないので、研究テーマは自力で開拓しなくてはいけません。

当時、自分の無力さに直面しながら、がむしゃらに走り続けた日々は、その後の人生を生き抜く足腰を鍛えてくれたと思っています。

足腰といえばトライアスロン（ちょっと強引ですが）。年間3回はトライアスロンに出場することを目標にしていますが、きっかけはニューヨーク留学でした。中学は水泳、高校は陸上、大学ではラグビーと、ずっと体を動かしてきた私は、ニューヨークでもジムやジョギングが日課。そんな私を職場の同僚がトライアスロンに誘ってくれたのでした。

アメリカのトライアスロンは自然を活かしてコースがつくられていて、湖を泳いだり森の中を走ったりします。初めてのトライアスロンでは、ゴール前で突如として白くけぶる荘厳な滝があらわれ、実に幻想的な光景でした。

真っ青な空の下、光を反射して広がる湖面に目を細めながら、連なる山脈を背にひた走る。空、山、樹々。極限状態に体を追い込んだとき、自然と一体になるような、とてつもない爽快感がありました。どこまでも広がる自然。人間をはるかにしのぐスケール感は、ニューヨークのそれと通じるものがありました。大都会のときと同じように、大自然の中でも、力が漲るような感覚を受けたのです。

どうも私は「とてつもないエネルギーを持っている」ものに出合うと、激しく心打たれるタチのようです。とてつもないエネルギーの大都会、大自然。そして、とてつもない可能性を秘めた治療法。

人間は本来、「とてつもない可能性」を持っています。しかし、それに気づかずに生きている人も多い。この痛みや栄養不足に対する治療を通して、患者さんに光が差すような可能性が開く――そこに貢献することが、私の喜び、生きがいです。

9割の人が知らない「血管」の真実

モヤモヤ血管の治療には、**「運動器カテーテル治療」**と**「動注治療」**のふたつがあります。

「カテーテル治療」は非常にポピュラーな治療法のひとつで、身近な方が、またはご自身が経験なさったという方も多いかもしれません。鼠径部《そけいぶ》（足の付け根）や手首などからカテーテルという細いチューブを挿入して心臓や血管のトラブルを改善します。

狭心症や心筋梗塞では、カテーテルを用いて血管の詰まりを取ったり、狭くなった血管を広げていきます。ちなみに私自身、大学病院の循環器内科でカテーテルの専門医として心筋梗塞の治療に15年間従事していました。

一方、当クリニックで提供している「運動器カテーテル治療」では、カテーテルを使う点は共通ですが、やっていることは反対です。**薬剤で血管を「詰まらせる」**のです。そうすることで、モヤモヤ血管を消失させるのが狙いです。

鼠径部や手首からカテーテルを挿入してモヤモヤ血管に血管塞栓物質（イミペネム／シ

ラスタチン）を流し込みます。カテーテルは0・6㎜の極細で柔軟性があるタイプ。血管内には神経が通っていないのでカテーテルが進んでいっても痛みは感じません。

もう1つの治療法である動注治療もやっていることは同じで、薬剤を注射して血管を詰まらせます。手や足は橈骨《とうこつ》動脈や後脛骨《こうけいこつ》動脈と呼ばれる血管があり、体表近くを走っています。そのため、体表から点滴をするようにして、動脈に直接薬を流すことで、外来で5分という短時間で血管の治療ができます。

血管の中には「不要な血管」も存在する

人体の組織で炎症や損傷が起きると、その組織が修復される過程で血管が増えるのは通常の反応であり、健康な血管であれば炎症や損傷が治まると一緒に消えてしまいます。

正常な血管から新たな血管が伸びることを「**血管新生**」といい、新生される血管は「**生理的血管**」と「**病的血管**」があります。

生理的血管は、傷の治癒などのほか、成長、妊娠でも発生する血管。健康的な血管といえます。

一方の病的血管は、がん細胞や糖尿病網膜症《もうまくしょう》などで見られ、もちろんモヤモヤ血管はこちらのグループに入ります。

血管をつくる細胞を「血管内皮細胞《ないひさいぼう》」といい、血管内皮細胞を増やすよう指令を出すのが「血管内皮増殖因子（VEGF）」です。この血管内皮増殖因子が過剰になると、健康な血管ではなく病的なモヤモヤした血管が大量につくられてしまいます。

血管内皮増殖因子は、がん細胞も大量に発生させます。血液はすべての細胞に栄養素や酸素を運搬し、代わりに老廃物などを回収しています。細胞は血液によって生かされていて、それはがん細胞も同様です。

とくにがん細胞が増殖し続けるには大量の酸素と栄養が必要なので、血管内皮増殖因子を大量に出して血管をどんどんつくって血液の供給を増やそうとするのです。

モヤモヤ血管の発見は、がん治療がきっかけとなっています。カテーテルを使ったがん治療が専門だった奥野総院長は、がん細胞に薬剤を直接投与する、がん細胞がつくった血管を遮断して栄養が届かないようにするといった治療を行っていました。その治療を行っている患者さんに肩の痛みを訴える方がいました。たまたま肩の血管を造影したところ、モヤモヤ血管が造影されており、痛みを訴える場所と一致していたのです。この不可思議な現象を解明するため、血管と痛みの研究に着手し、現在の治療法の確立に至ったのでした。

全身37兆個の細胞は血液が届ける栄養素を受け取り、老廃物を回収することで活動できます。血液の通り道である血管はまさにライフライン。細胞が正常に活動できなくては細胞の集合体である人体が健康でいられるはずがありません。

細胞のライフラインである血管は大事にすべきもの、健康に必要なものであるのは当然のことですが、**すべての血管が健康にプラスになる存在ではない**のです。

【ドクター澁谷コラム】

一般的な「痛み」の治療法

モヤモヤ血管は造影剤を使ったＭＲＩや超音波でないと確認できないため、一般的な整形外科の検査では見つけることができません。整形外科で行われている一般的な治療を紹介します。

・ヒアルロン酸注射

変形性膝関節症などの治療でポピュラーな方法です。すり減った軟骨の滑りをよくするために関節にヒアルロン酸を注入します。ただ、軟骨のすり減りが改善するわけではありません。

・PRP注射(自己多血小板血漿注入療法)

自分の血液の血小板から抽出した多血小板血漿《たけっしょうばんけっしょう》(Platelet Rich Plasma)を関節に注入します。炎症を鎮め、損傷した組織の修復を促します。

・ブロック注射

痛む部位の神経を遮断して筋肉の緊張をとり、血管の収縮を改善させることで血流をよくして痛みを改善させます。首、肩、腰、膝などの関節の痛みのほか、帯状疱疹の治療にも用いられています。

湿布、鍼灸、マッサージ、湯治《とうじ》と、痛みへの対処は複数ありますが、長引く痛みを持つ患者さんの多くは病院で何らかの治療を受けています。

しかし、思ったような成果は上がっていないようです。慢性疼痛の治療成果について調査したアンケートでは、70・7%の人が「効果がなかった」と答えているのです(※7)。

モヤモヤ血管が痛みを引き起こすメカニズム

――関節や腱が損傷を受けるから痛みが発生する。ならば、関節や腱の状態を改善すればいい――痛みに対する治療は、このような発想で進められてきました。

しかし、**痛みを感じているのは「神経」**です。その神経はどこにあるかというと、モヤモヤ血管に寄り添って存在しています。

神経は血管が増えると対《つい》になって増えていく法則があります。**「血管と神経は伴走する」**と表現しますが、モヤモヤ血管ができると血管も一緒にでき、モヤモヤ血管に沿っている神経が興奮することで痛みが発生するのです。

血管とともに伸びた神経の興奮が痛みを引き起こす

モヤモヤ血管は「性能が低い」血管なので、健康な血管のような働きができません。安静時には血流はあまり必要ないため、健康な血管内では血流が低下しますが、モヤモヤ血管はそうしたコントロールができず、血流が減ることがありません。

血流が活発だと神経興奮が誘発され、何の刺激も受けていないのに痛みが発生する「自発痛」を起こすようになります。自発痛のひとつが「夜間痛」です。

夜間痛には、「体を動かしていないのにジンジンとした痛みが出る」「眠っても痛みで起きてしまう」「朝、起きたときに痛む」といったものがあります。

夜間痛は四十肩や五十肩の典型的な症状のひとつですが、整形外科でも鍼灸整骨院でももっとも苦手とする症状でもあります。強い神経興奮が起きていると、外からほんのちょっと刺激を加えるだけで、さらに興奮が助長され痛みが悪化していきます。すぐにでも取り除いてほしい激痛であればあるほど、その最中には手立てがないのです。

では、四十肩や五十肩で夜も眠れないほどの激痛に耐えた患者さんは、朝一番でどこに駆け込むべきか？　答えはひとつ、モヤモヤ血管の治療を受けられる医療機関です。

夜間痛は明らかにモヤモヤ血管が存在することを示します。「眠っていても続く痛みをどうにかしてください」と訴える患者さんには「大丈夫です。その痛みはラクになります」と請け負うことができます。

神経から絶えず送られる「痛みの信号」

夜間痛のほか、「動き出しが痛い」ときもモヤモヤ血管の仕業。モヤモヤ血管に付随した神経は常に興奮しているため、動き出しの少しの刺激だけで即座に激痛を発するのです。

例えばウォーキングのときなど、歩き始めて5分くらいで痛みが出るのは運動器に問題があることが多いのですが、「一歩目ですぐに痛む」のはモヤモヤ血管によるものです。すでに興奮状態にある神経が、「ほんの一歩」の動作でさらに興奮度を高め、痛みを発するのです。

神経には「脂肪組織で包まれているタイプ」「剥《む》き出しタイプ」があります。電化製品の電源コードをイメージしていただくとわかりやすいでしょう。金属の導体の周囲をゴムのチューブで覆っているのが前者、導体が剥き出しなのが後者。モヤモヤ血管に付随しているのは主には剥き出しタイプの神経です。

[図表 12]「モヤモヤ血管」チェックリスト

以下の項目のうち、ふたつ以上当てはまる場合は、「モヤモヤ血管」がある可能性があります。

1	指で押してみると、明らかに痛い場所がある（押す強さは、自分の爪が白くなる程度）
2	じっとしているときも痛い
3	夜、寝ているときに痛い
4	朝、起きたときの動き出しが痛い
5	動き始めが痛い。動いたあと、しばらくすると改善する
6	痛みを表現すると「ズキズキ」「ジンジン」「チクチク」「重い」感じ
7	痛い場所が赤くなることがある。腫れることがある。腫れている
8	天候によって痛みが変わる。クーラーに当たると痛い
9	お酒を飲んだあと、あるいは次の日に痛みが増す
10	激しく運動したあとに痛みが増す

剥き出しの神経からの痛みの信号はひっきりなしに脳に送られ、痛みの感じ方として「ズキズキ」「ジンジン」と表現されます。このリズムは心拍や血流の流れに符合しているのかもしれません。

こんな症状があったら、モヤモヤ血管があるサイン

免疫細胞から分泌されるタンパク質のひとつに「サイトカイン」（110ページ参照）があります。免疫や炎症に関わる働きがあり、体内で炎症が生じるとサイトカインが増え、その作用によって血管が拡張し、血流も増大します。

しかし、**モヤモヤ血管はもろいため大量の**

血流に耐えきれません。血液成分中の水分が血管から漏れ出して「腫れ」が生じます。また、血流が増加すると熱量が上がるため腫れた部分は赤く熱を帯びています。

体内にあるモヤモヤ血管そのものを目で見ることはできませんが、**皮膚にあらわれた腫れや赤みから、そこに存在することがわかる**のです。

前ページのチェックリストで、ご自身にモヤモヤ血管があるか調べてみましょう。

モヤモヤ血管はカテーテルや注射での治療以外に、自力で消失させることもできます。痛みがあるところに圧迫法（117ページ）を施しつつ、栄養面を見直して（第5章）改善を目指しましょう。

モヤモヤ血管が原因ではない痛みの見分け方

運動器カテーテル治療や動注治療で痛みを取り除くことができるのは、モヤモヤ血管が痛みの犯人のとき。

「痛みに苦しんだ方に朗報」「最新痛み治療」と、メディアで紹介されることも増えたこの治療法ですが、残念ながらすべての痛みを解決できるものではありません。治療が有効ではないケースもご紹介しましょう。

例えば脊柱管狭窄症《せきちゅうかんきょうさくしょう》という病気があります。脊柱管と呼ばれる脊髄の神経が通っている骨が変形して、脊髄が圧迫される病気です。

圧迫により間欠性《かんけつせい》跛行《はこう》と呼ばれる特徴的な症状が出現します。具体的には歩き始めではなく、歩いていると足が痛くなる、そして歩くのをやめると症状は改善します。

この症状が出ている方は、物理的な圧迫により症状が出現しているため、モヤモヤ血管はあまり関与してないと考えられるのです。このような方は、まずはリハビリテーション、症状が続くようであれば手術を検討します。

モヤモヤ血管ができやすいのはどんな人？

関節の軟骨や腱などは、強い負荷がかかる部分です。

このような部位を穿《うが》って血管を通してしまうと強度が損なわれてしまうので、血管が増えるのを防ぐために「血管新生抑制因子」が分泌されています。

血管新生抑制因子の力が及ばずにできてしまったのがモヤモヤ血管です。

血管新生抑制因子は加齢によって分泌量が減っていき、その影響が出始めるのが40歳頃。四十肩を皮切りに、首や背中の張り、腰痛、膝痛など痛みが頻発するようになるのは、**血管新生抑制因子が減ってモヤモヤ血管が増加し始めるから**なのです。

若くても、モヤモヤ血管ができやすいケース

モヤモヤ血管による痛みは若年層でも発生しています。

まず**ハードなトレーニングを続けている人。反対にまったく動かない人。**スポーツに故障はつきものなので納得だと思いますが、「動かなさすぎ」でも「痛み＝モヤモヤ血管」は発生します。

デスクワークなどで長時間同じ姿勢でいる、猫背・体の傾きなどで姿勢が悪い、仕事で同じ動作を繰り返すといったケースでは、激しい運動こそしていませんが、長期間にわたって同じ部位に負担をかけ続けると、いずれその部位に炎症が発生します。

また、後ろを振り返る、高いところのものを取るなど、ふとした動作から組織が傷ついて炎症が起きることもあります。

スポーツでもデスクワークでも、そして日常生活でも、体の一部に負荷がかかりすぎる

[図表 13]「モヤモヤ血管」ができやすい姿勢、
できにくい姿勢

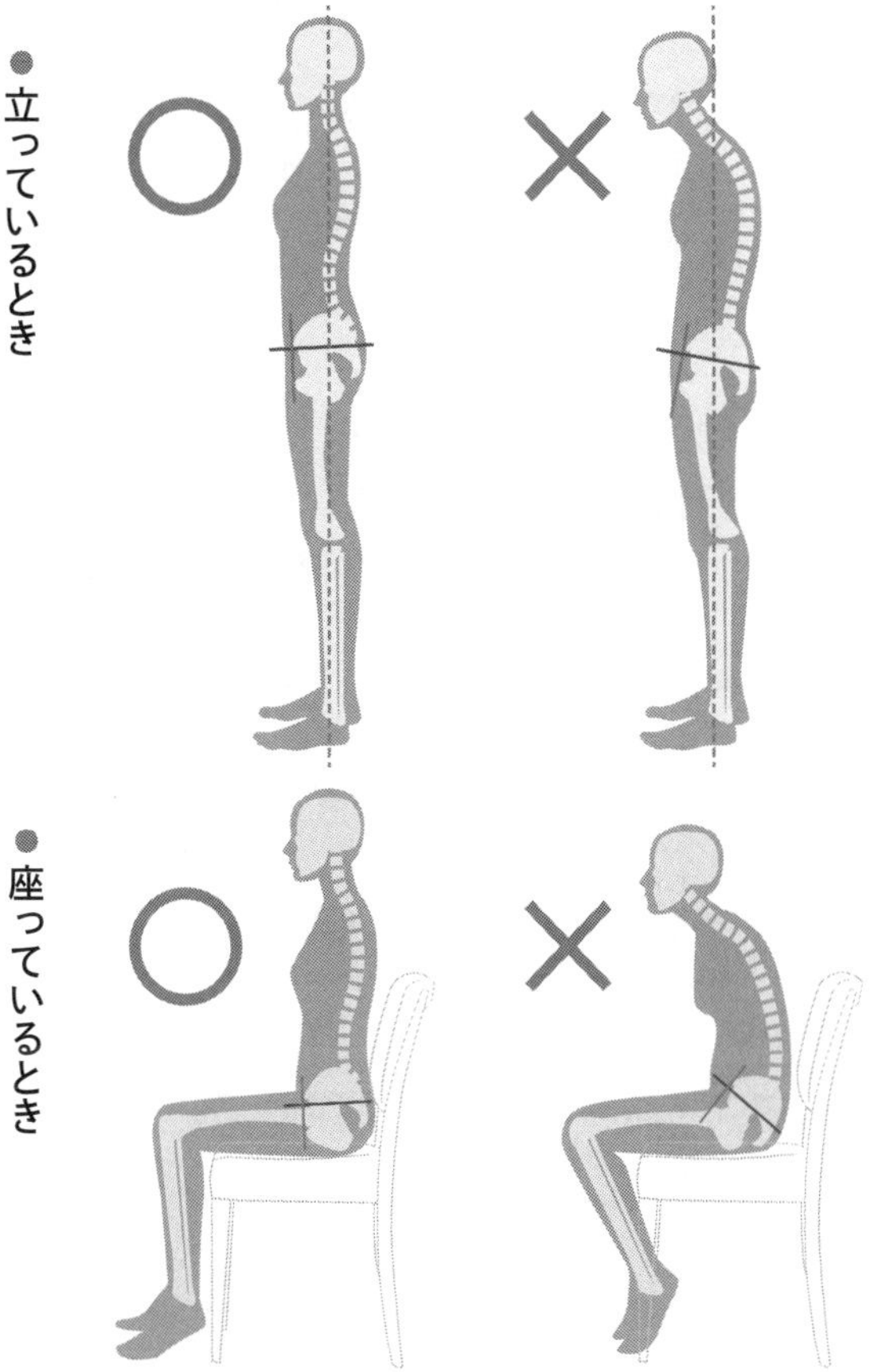

長時間、関節に負担がかかる姿勢をしていると、モヤモヤ血管ができやすくなる。骨盤を立てて、背中のS字カーブ（生理的湾曲）を保つようにすると、関節に負担がかからず、首や肩、腰の痛みが出なくなる。

と、そこに炎症が起きるのは同じです。炎症を修復するために血管がつくられますが、通常は2週間ほどで消えていきます。

しかし、引き続き負担がかかっていると炎症が治まる暇がなく、新たな炎症が発生、また血管がつくられ……と、血管がどんどん増えてしまいます。

これらはモヤモヤ血管となり、血管とともに伸びた神経が痛みを発生させるだけではありません。健康な血管のように栄養を運ぶことなく、さらには正常な血液の流れを妨げてしまうため、周辺の組織を栄養不足にしてしまいます。

モヤモヤ血管によって栄養不足が引き起こされるのですが、そもそも**モヤモヤ血管が増えること自体、栄養が不足していることを意味している**のです。なかでも問題となるのが**「ビタミンD」**です。

モヤモヤ血管がつくられるのを防ぐ「ビタミンD」

「免疫」とは文字通り「疫から免れる」ために人体に備わった防御システム。ウイルス、病原、また、がん細胞まで、体に害をなす「異物」を取り除く働きです。

「異物」といえば、**モヤモヤ血管も異物のひとつ**といっていいでしょう。

本来なら、血管新生抑制因子が働いて不要な血管はできないはずです。また、炎症部位に発生したモヤモヤ血管も、時がくれば消失するものです。

異物であるモヤモヤ血管ができ上がり、体内に残ってしまうのは、免疫力の低下と無関係ではありません。

免疫力を高める働きがある

免疫システムにはさまざまな栄養素が関わっていますが、中心的な存在がビタミンＤです。ビタミンＤと免疫、そして痛みの関連を証明する研究が進められています。

学術誌『The New England Journal of Medicine』に掲載された論文に、ビタミンＤの力を示す報告が並んでいるのでご紹介しましょう（※８）。

まずは炎症とビタミンＤについて。モヤモヤ血管ができるきっかけとなる炎症ですが、必ずしも悪者というわけではありません。

炎症は大事な免疫機能のひとつ。病原体やがん細胞などの異物を排除するため、人体は炎症を起こして免疫機能を活性化させます。

わかりやすい例が風邪《かぜ》です。体内に細菌やウイルスが侵入すると、発熱、喉の痛み、関節の痛みといった風邪の症状があらわれますが、これらの症状は体に炎症が起きていることを示します。外敵を撃退するために免疫機能が正しく発動した証拠なのです。

炎症が発生したときに分泌されるのが「炎症性サイトカイン」です。

ただ、炎症性サイトカインの作用が過剰になりすぎると炎症がいつまでも治りませんから、その働きを抑制する「抗炎症性サイトカイン」も分泌されます。両者のバランスが保たれた状態で免疫機能は正常に働くのです。

ビタミンDは、免疫に関わる炎症性サイトカインの分泌を抑制することで、炎症のバランスを取り、免疫機能を高めることがわかっています。

ビタミンD不足で痛みが出やすくなる!?

体内のビタミンDの多寡《たか》が痛みの強度を左右することについては、次のような研究報告が上がってきています。

・高齢者を対象にした研究で、筋骨格系の痛みと血中ビタミンD濃度の関連を調査。とくに高齢女性では、ビタミンD欠乏が背部痛のリスクを約2倍高めた。慢性的な背部痛を訴える高齢者には、ビタミンD欠乏検査を推奨している（※9）。

・慢性的に広範囲の筋骨格痛があるビタミンD欠乏症の患者に、高用量のビタミンDを3カ月間投与。結果、頭痛、倦怠感、抑うつ気分が改善し、生活の質も向上。慢性疼痛患者にはビタミンD補充療法が有効である（※10）。

ビタミンDが痛みを改善する仕組みはまだまだ未解明なことが多いのですが、**ビタミンD不足で痛みが悪化すること、不足したビタミンDを補うと痛みが軽減すること**は明らかです。鉄（第1章）の補充と同様、痛み治療におけるオーソモレキュラー療法の柱のひとつと考えています。

新型コロナにも効果あり!? ビタミンDのすごい効果

2019年、中国武漢《ぶかん》市で発見された新型コロナウイルスは、その後、全世界に感染が拡大しました。

WHO（世界保健機関）は2020年1月30日に緊急事態宣言を発表。終了宣言（2023年5月5日）まで約3年もの時が必要でした。

日本で初の感染者が確認されたのは2020年1月15日。以降、夏に予定されていた東京オリンピックの延期決定、緊急事態宣言の発出と慌ただしく対策が進められる一方、感染者は爆発的に増加しました。厚生労働省によると2020年から2023年にかけて日本で新型コロナウイルスで亡くなった方は10万人超。まさに「コロナ禍」としかいいようがない日々でした。

高齢、激務の大統領が見せた驚異的な回復

再選を目指して精力的に選挙活動を繰り広げていたトランプ元大統領が新型コロナウイルスに感染したのは、大統領選の1カ月前、現地時間2020年10月2日でした。当時74歳、日本では前期高齢者に当たる元大統領は、わずか3日の入院治療ですぐさまホワイトハウスで執務を再開します。

ホワイトハウス到着後にはバルコニーで着用していたマスクを外すパフォーマンスを見せ、SNSで「20年前より調子がいい」と発信。**完全回復をアピールした元大統領が治療**

中に服用したのがビタミンDです。

ビタミンDが治療に用いられた理由を考えてみましょう。

新型コロナウイルスが引き起こす重篤《じゅうとく》な症状のひとつが免疫物質であるサイトカインが大量に放出される「サイトカインストーム」です。「免疫の暴走」とも訳されるサイトカインストームが発生すると、サイトカインは正常な細胞を攻撃し始めます。

新型コロナウイルスで、肺炎、多臓器不全、血液の凝固異常による血栓形成（筋梗塞、肺塞栓、脳梗塞、下肢動脈塞栓など）になってしまうのは、体内でサイトカインストームが発生したから。ビタミンDはサイトカインの分泌をコントロールする働きがあるので、サイトカインストームを防ぐ効果が期待できるのです。

そもそも、**ビタミンDは風邪やインフルエンザの予防に有効である**ことは、以前から知られていました。

慈恵医科大学が子どもを対象に、ビタミンDを「摂取したグループ」「摂取しないグループ」のインフルエンザ罹患率《りかんりつ》を比較したところ、摂取したグループのほうが発症率が42％も低かったということです。

アメリカでは208人の被験者にビタミンDを2年間服用させ、その後1年間は「引き続きビタミンDを服用するグループ」と「偽薬（プラセボ）を服用するグループ」に分けて観察しました。風邪やインフルエンザに罹患したのは、前者は8名、後者は26名という結果になっています（※11）。

骨や歯を丈夫にし、花粉症やうつ改善にも役立つ

体内の炎症を抑え、免疫力を高め感染症の予防に寄与するビタミンDは、細菌やウイルスを攻撃するタンパク質をつくらせることもわかってきました。ほかにもビタミンDには次のような働きがあります。

・**腸内環境改善**

腸内細菌は善玉・悪玉・中間の3種で構成されています。善玉だけを増やせばいいのではなく、3種のバランスが大事。ビタミンDはバランスを調整する作用があります。

ビタミンDの腸に対する役割としては、以下の4つがあります。

①腸のバリア機能強化……腸の細胞同士をくっつける特殊なタンパク質（タイトジャンクションタンパク質など）の生産を増やします。これにより腸壁が強くなり、有害な物質

が体内に入りにくくなります。

②炎症の抑制……炎症を引き起こす物質の働きを抑えます。これにより腸の炎症が軽減されます。

③細胞の健康維持……腸の細胞が自身を修復する過程（オートファジー）を促進し、細胞死（アポトーシス）を防ぎます。

④有益な腸内細菌の促進……腸内のよい細菌の成長を助け、悪い細菌の増殖を抑える抗菌物質の生産を促します。

・花粉症の改善

腸の粘膜が損傷していると、そこから食物などに含まれるアレルギー成分が腸の外に漏れ出してしまい、アレルギー悪化の原因になります。ビタミンDは腸の粘膜を修復し、アレルギーを改善してくれます。

・骨や歯を丈夫にする

ビタミンDは、カルシウムの吸収を高めて骨や歯を強く丈夫にします。

・冬季うつへの効果

痛みをやわらげる働きをするセロトニン（41ページ参照）は、不足すると痛みを悪化させるだけでなくうつ病の原因ともなります。セロトニンの分泌を調整し、メンタルを安定させるのがビタミンDです。

ビタミンDは食事からも摂取できるほか、日光に当たると体内でも生成されます。日照時間が短い冬になると、「冬季うつ」といって、症状の悪化や新たにうつ病になる患者さんが増加するのは、ビタミンDの生成量が減るからなのです。

現代人はビタミンDが不足しがち

人間がつくった化学物質が地球を包むオゾン層を破壊した結果、温暖化が進み地上に届く紫外線量も増加しています。紫外線の弊害が知られるようになり、日光を避ける人が増えましたが、ビタミンDが不足してしまう原因のひとつが「紫外線対策＝日光に当たらない」ことにあります。

[図表14]「ビタミンD不足」チェックリスト

以下の項目のうち、ふたつ以上当てはまる場合は、「ビタミンD不足」の可能性があります。

1	外出する機会が少ない
2	日焼けしないようにしている
3	肌が黒いほうだ
4	風邪を引きやすくなった
5	下痢をしやすい
6	冬になると気分が落ち込みがち
7	鮭、サンマ、イワシなどの魚を食べるのは週1回以下

地上に届く紫外線には「UVA」と「UVB」の2種類があり、シミ、シワ、白内障、皮膚がんなどのリスクを上昇させるのはUVA。オゾン層で遮《さえぎ》られることなく地上に到達するので肌への影響も大きいのです。

ビタミンDの生成に寄与するのはUVBのほう。こちらはオゾン層で遮られ、地上に到達するのは一部です。

1日に必要なビタミンDは20～30分の日光浴で生成されます。

これくらいの短時間であればUVAのデメリットを心配する必要はありません。日に焼けやすくシミやシワが気になるなら顔はしっかりガードしながら、腕や脚などを外気にさらして日に当たるといいでしょう。

ＵＶＢは服やガラスを透過できません。日焼け止めを塗ってしまってもダメ。直接肌に当てることがポイントです。陽に当てる範囲が広いほど、短い日光浴で効率よくビタミンＤを生成できます。

ビタミンDが含まれる食品

エリンギやまいたけなどのキノコ類がおすすめです。しいたけやきくらげは、生ではなく干ししいたけや乾燥きくらげを選びましょう。天日干しの過程でビタミンＤが増加しています。

卵（イクラ、鶏卵、うずらの卵）、内臓ごと食べられる魚（しらす、ちりめんじゃこなど）、鮭、マグロ、サンマ、サバもよいでしょう。

食品に含まれたビタミンＤの吸収を高めるためには、カルシウムと一緒に摂ることです。また、ビタミンＤは油に溶けやすい脂溶性ビタミンなので、炒める・焼くなど油で調理すると吸収率が上がります。

ビタミンＤが足りているか、前ページのチェックリストで確認し、不足しているようなら日光浴や食材で充填しましょう。

痛みがあるときに自分でできる「圧迫法」

モヤモヤ血管を自分で減らす方法が「圧迫法」です。**モヤモヤ血管は非常にもろい血管なので、指で圧迫するだけで減らせる**のです。強く圧迫することで虚血《きょけつ》（血が巡らない状態）に追い込むのですが、圧迫したからといって健康な血管まで減るようなことはないので安心してください。

圧迫法は1回10秒×3セット、1日3回程度、モヤモヤ血管を指で押すだけの手軽な方法です。

121ページ以降で、肩、腰、膝、肘、手、足でモヤモヤ血管ができやすい部位を紹介しますが、まずはモヤモヤ血管を見つける方法を説明します。

モヤモヤ血管の探し方

痛みがある部位を指で押してみてください。このときに「圧痛《あっつう》」があれば、そこにモヤモヤ血管があります。

圧痛とは圧迫したときに感じる痛み。「押したときに痛みを感じる」または「もともとの痛みが強くなる」と「圧痛がある＝モヤモヤ血管がある」ことになります。

圧痛を感じるポイントが見つかったら、そこだけでなく、周辺にもモヤモヤ血管がある可能性が考えられます。周辺をまんべんなく押して圧痛の有無を調べてみましょう。

圧痛ポイントが確認できたら、いよいよ圧迫を始めます。

圧迫法に特別な道具は不要。圧痛ポイントに指を垂直に立て、爪が白くなるぐらいの力を込めて圧迫しましょう。圧迫する際は複数の圧痛ポイントを同時に押すのではなく、1点ずつ10秒かけて押し、これを3回繰り返します。

痛む部分は「揉む」より「押す」

圧痛ポイントが複数あると、その範囲を揉んだりさすったりしそうになるかもしれませんが、痛みを悪化させることになるのでやめましょう。

痛む部位は炎症が起きているので、そこをさらにマッサージで刺激すると炎症が悪化するのです。

とくに「痛い」と感じるマッサージは効果がないと思ってください。苦労のあとにこそ報酬が得られるという経験則があるからか、マッサージの痛みを越えれば効果があると勘違いしている方は多いようです。

「痛気持《いた》ちいい」との表現もありますが、これは痛みに対する脳の防御反応のあらわれ。「いたた」と思いつつも、「これが効くんだよ」との思い込みで痛みをがまんしていると、脳の下行抑制系が痛みをやわらげるために反応します。脳は「痛み」などの極端に強い刺激は心身にとってストレスにしかならないと判断するのです。

最初は強く感じていた痛みが、痛みをこらえているうちに下行抑制系の働きでやわらぎ、「痛いことは痛いけど、気持ちいい感じもあるかも」と「痛気持ちいい」に変化し、「これで、こりがほぐれた」と結論づけます。

しかし、「痛気持ちいい」は脳がもたらした錯覚でしかありません。痛みという大きなストレスを察知した脳が痛みをやわらげるために働いた結果であり、こりの解消につながることはないのです。

がまんして痛気持ちいいマッサージを受けると、翌日には「揉み返し」がきます。施術した部分の痛みや腫れを「好転反応だ」と喜んではいけません。それは単に炎症が悪化しているだけなのです。

圧迫法でモヤモヤ血管を減らす

では、体の部位別に、モヤモヤ血管ができやすい圧痛ポイントを紹介します。圧痛ポイントを押すときは、次の点に留意してください。

□リラックスした状態で行う。
□圧痛ポイントは指をなるべく垂直にして、爪が白くなるぐらいの強さで1回10秒×3セット押す（すぐに指を離さない）。
□押す力は一定に保つ（グリグリ押さない）。
□押しながら、ゆっくり息を吐く。
□自分で押しにくいときは、人に押してもらう。

【肩の圧痛ポイント】

こんなときにおすすめ

- □肩こり
- □四十肩・五十肩（肩関節周囲炎）
- □腕の上げ下ろしができない

鎖骨の外側周辺はモヤモヤ血管ができやすい場所。
「腱板断裂」の治療後に残る痛みも改善可能。

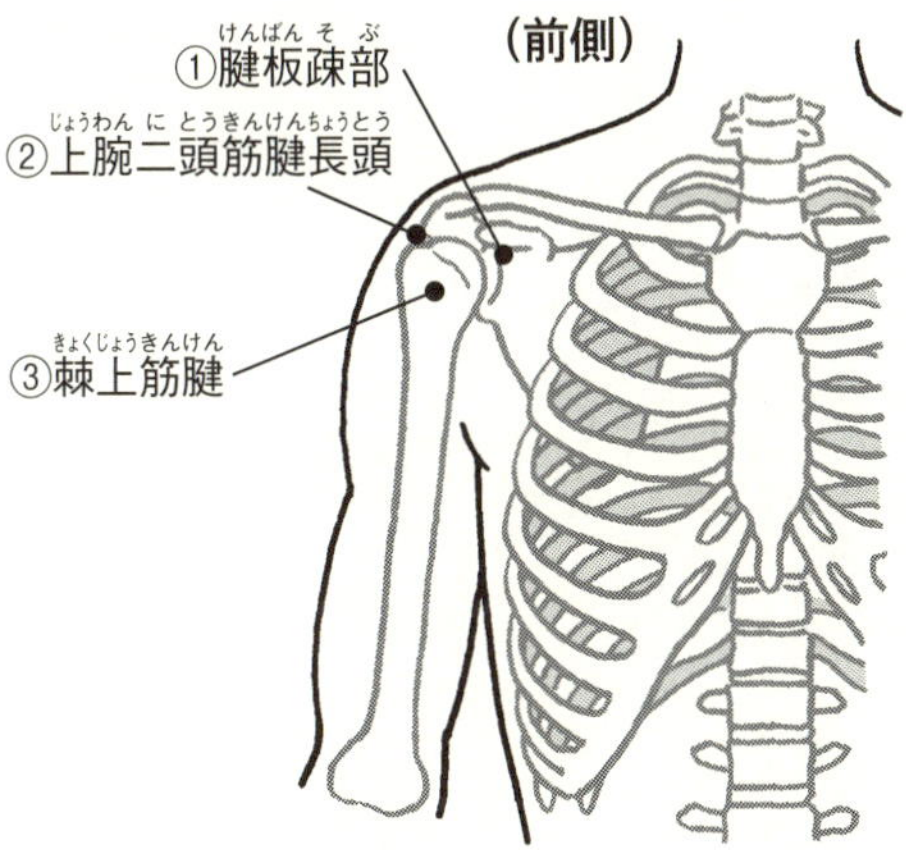

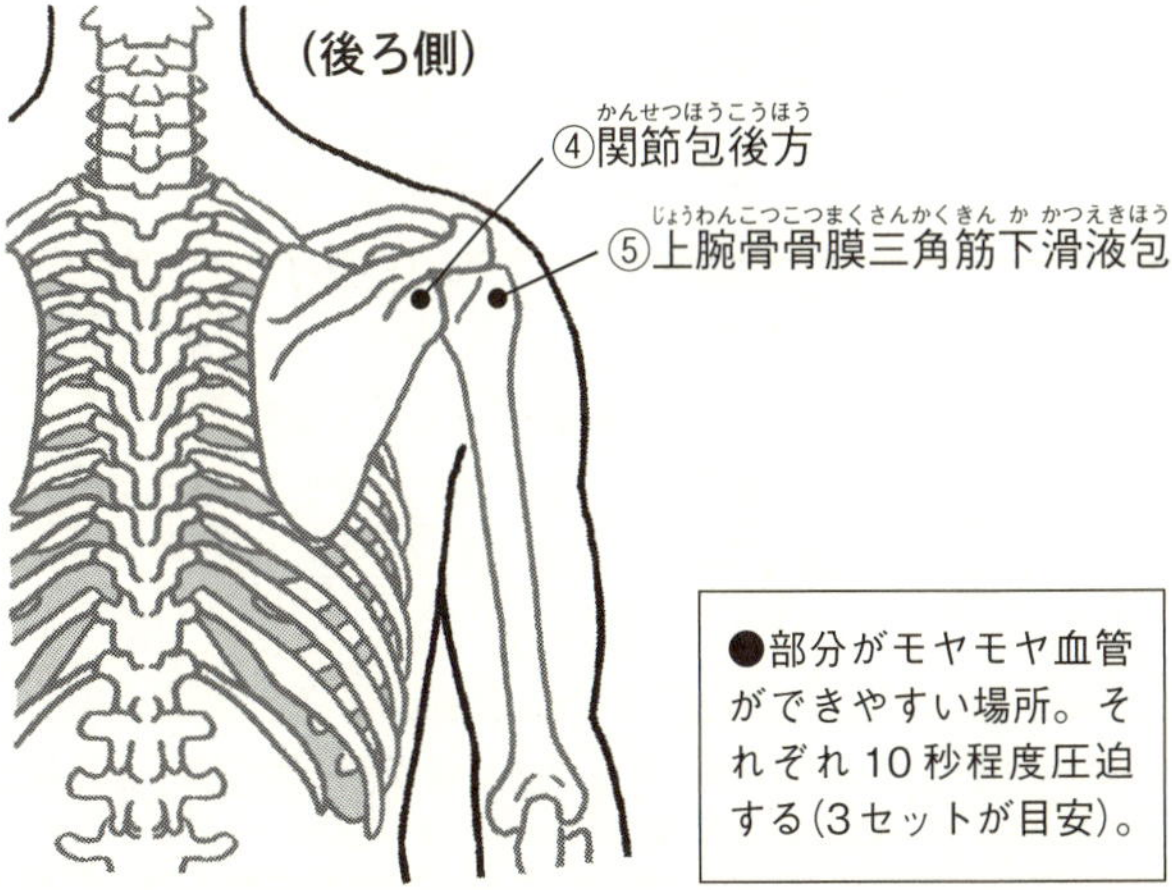

●部分がモヤモヤ血管ができやすい場所。それぞれ10秒程度圧迫する(3セットが目安)。

【腰の圧痛ポイント】

後ろに反ったとき痛むなら、椎間関節にモヤモヤ血管がある可能性が。椎間関節は深いところにあるので、ほかの関節よりも強めに押すのがコツ。

こんなときにおすすめ

□座っている時間が長い
□お尻や足に痛みやしびれがある
□重いものが持てない

（後ろ側）

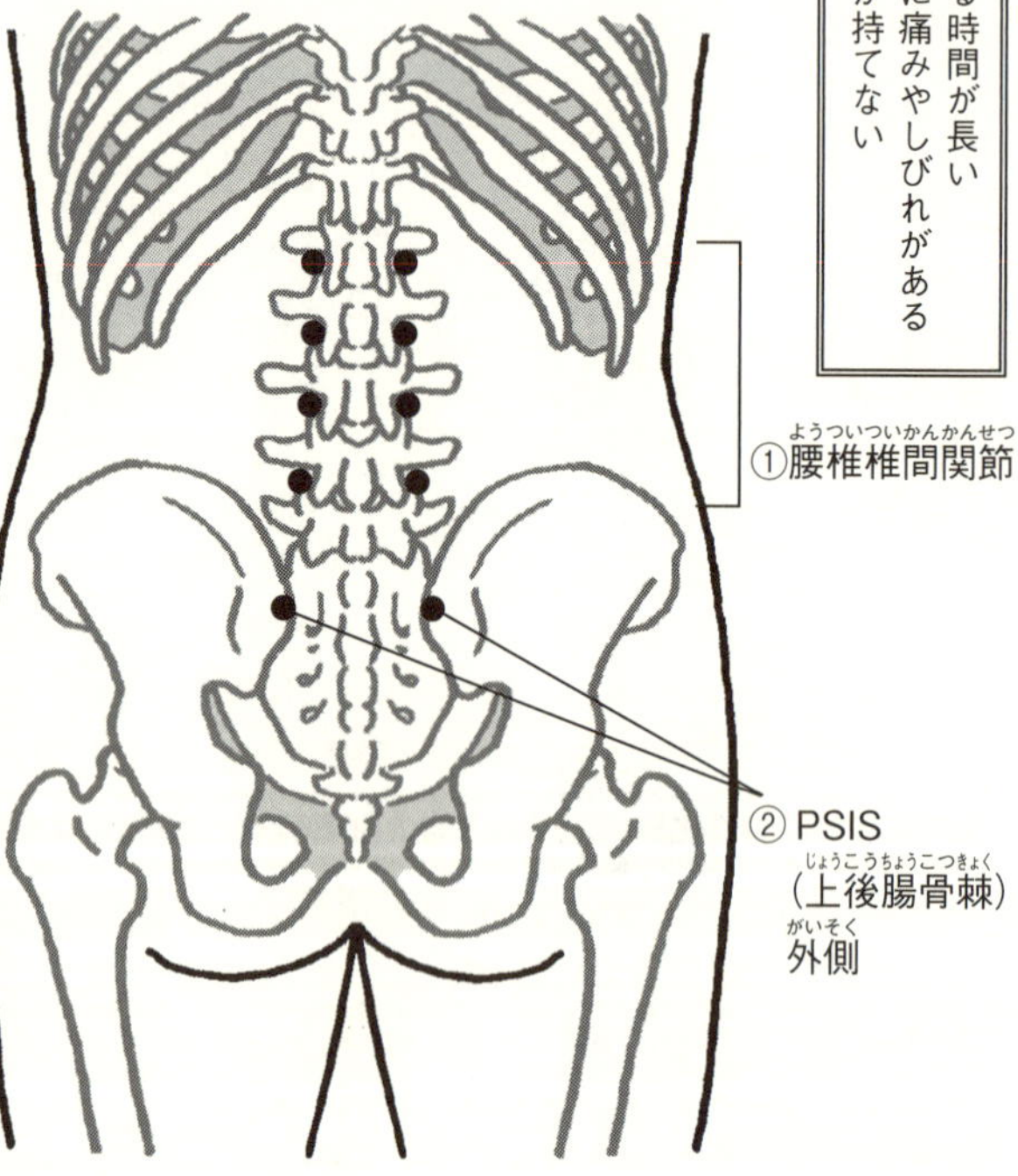

●部分がモヤモヤ血管ができやすい場所。それぞれ10秒程度圧迫する（3セットが目安）。

【膝の圧痛ポイント】

こんなときにおすすめ

□正座ができない
□階段の上り下りがつらい
□痩せても痛みがとれない

膝の痛みといえば半月板や軟骨のトラブルが定番だが、術後も続く痛みは、モヤモヤ血管ができていることが多い。

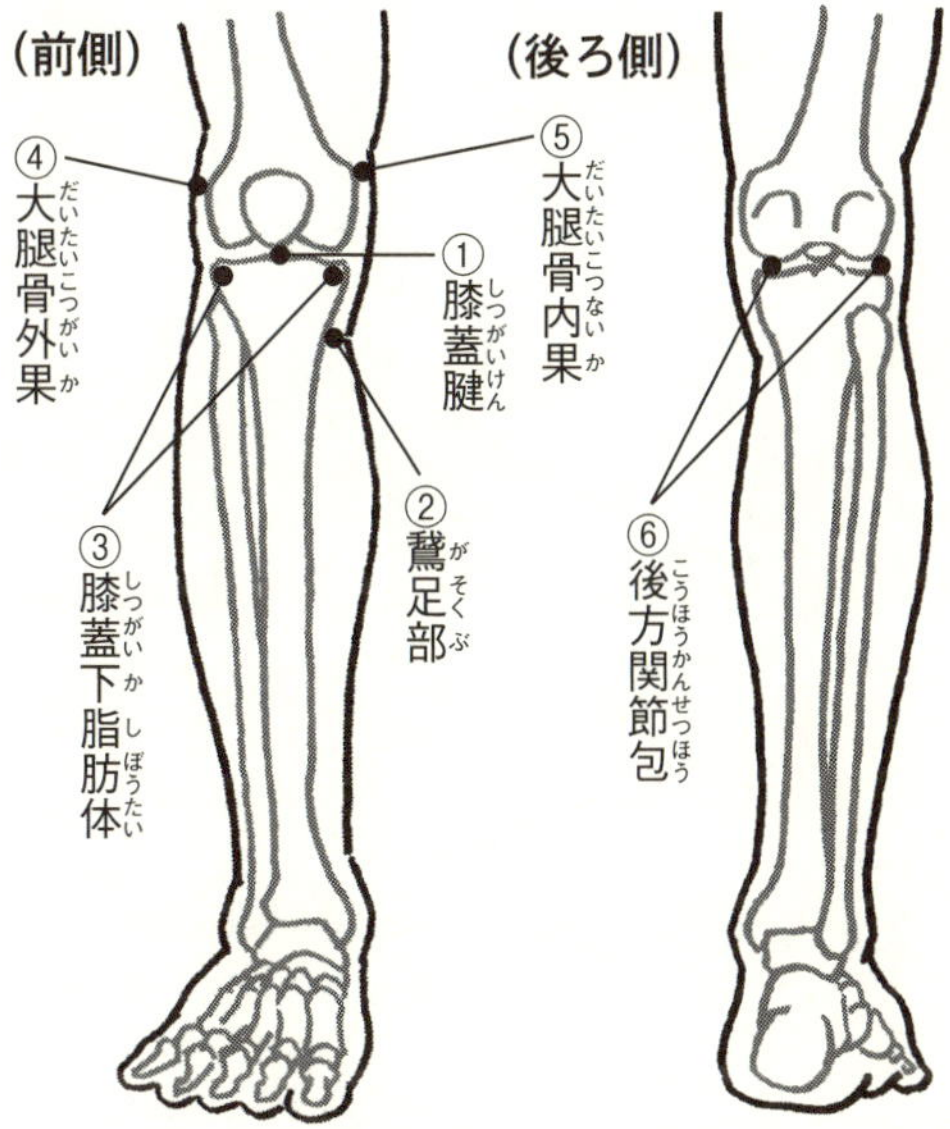

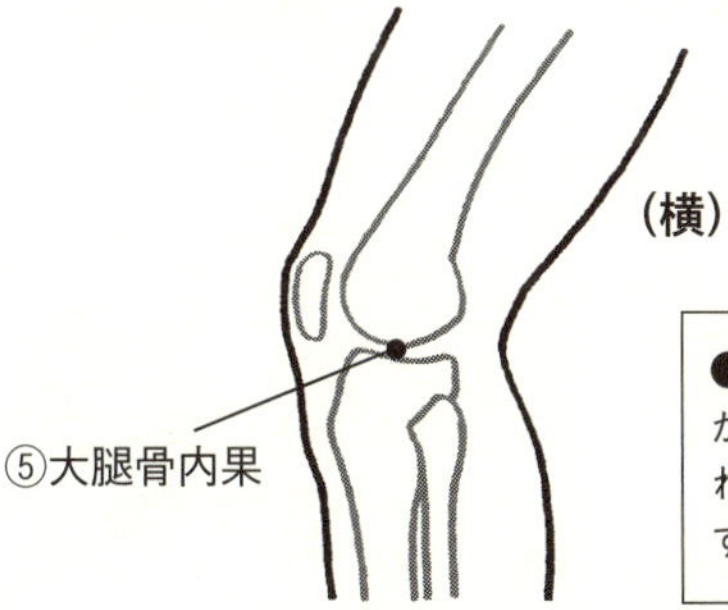

●部分がモヤモヤ血管ができやすい場所。それぞれ10秒程度圧迫する(3セットが目安)。

【肘の圧痛ポイント】

テニス肘、ゴルフ肘などスポーツがきっかけになることも。荷物の運搬、育児（抱っこ）、長時間のパソコン使用も要注意。

こんなときにおすすめ

- □物を持ち上げられない
- □タオルが絞れない
- □ペットボトルの蓋が開けられない

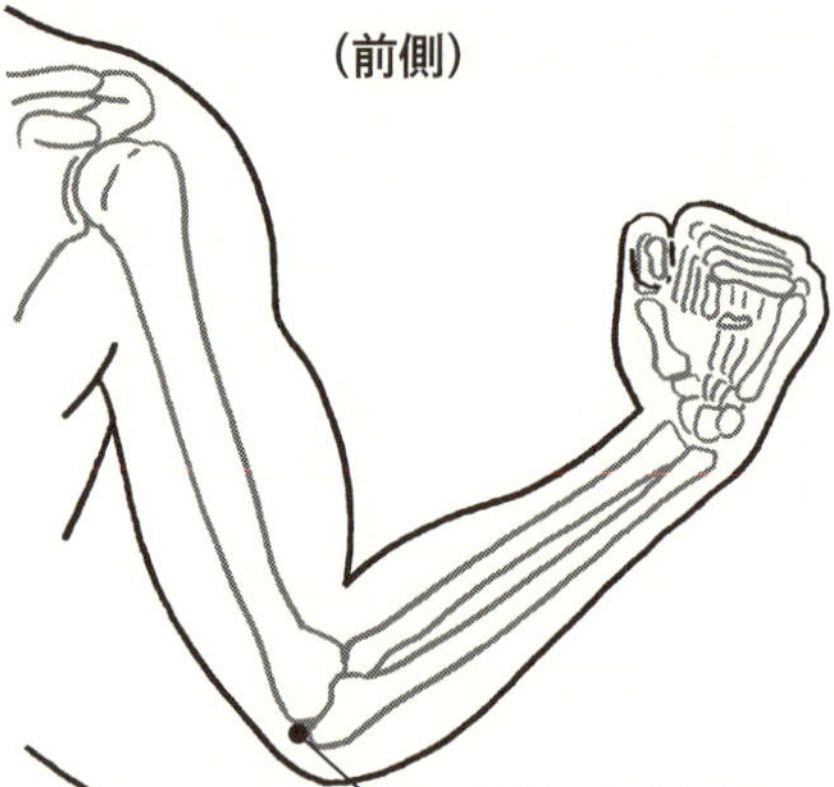

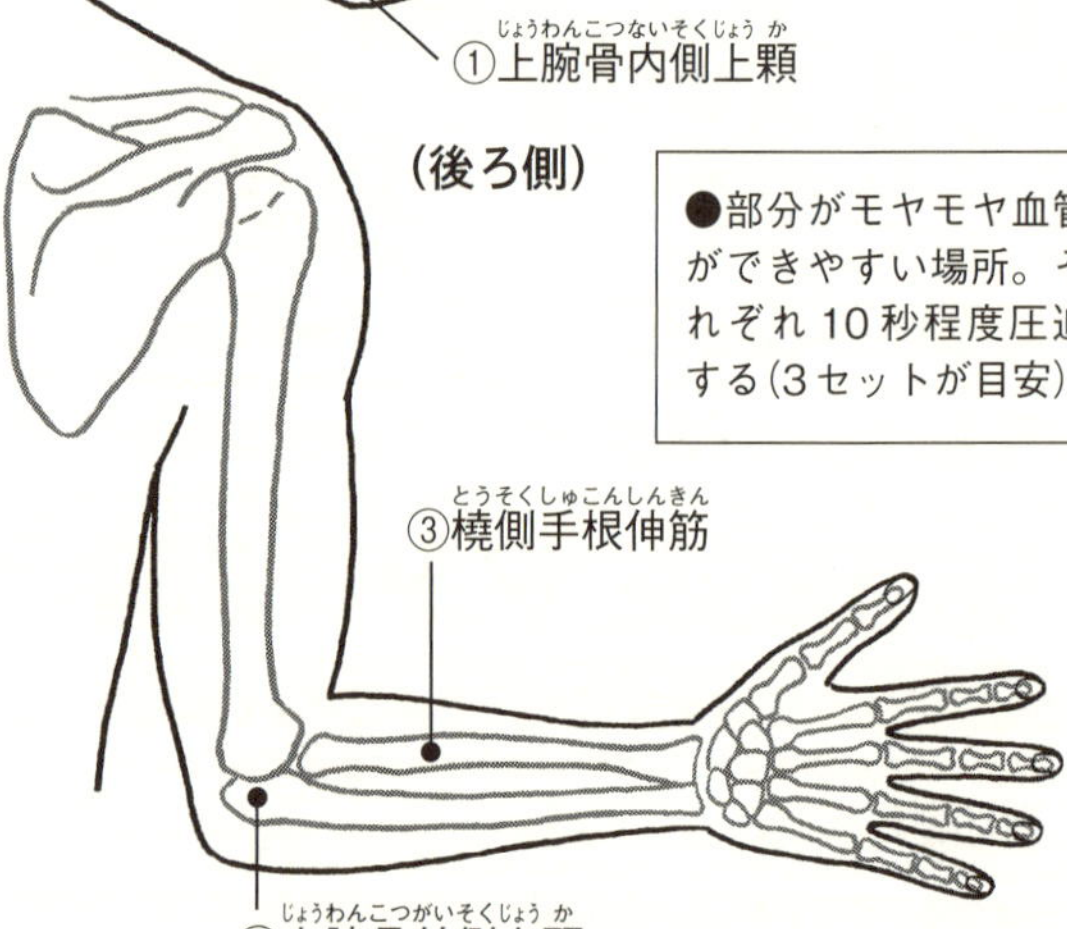

●部分がモヤモヤ血管ができやすい場所。それぞれ10秒程度圧迫する（3セットが目安）。

【手の圧痛ポイント】

日常生活のあらゆる動作に関わる手の痛みは影響甚大。痛みが引いているタイミングで圧迫法を取り入れてみよう。

こんなときにおすすめ

- □指の関節が変形している
- □指に腫れや痛みがある
- □朝方に痛みが強い

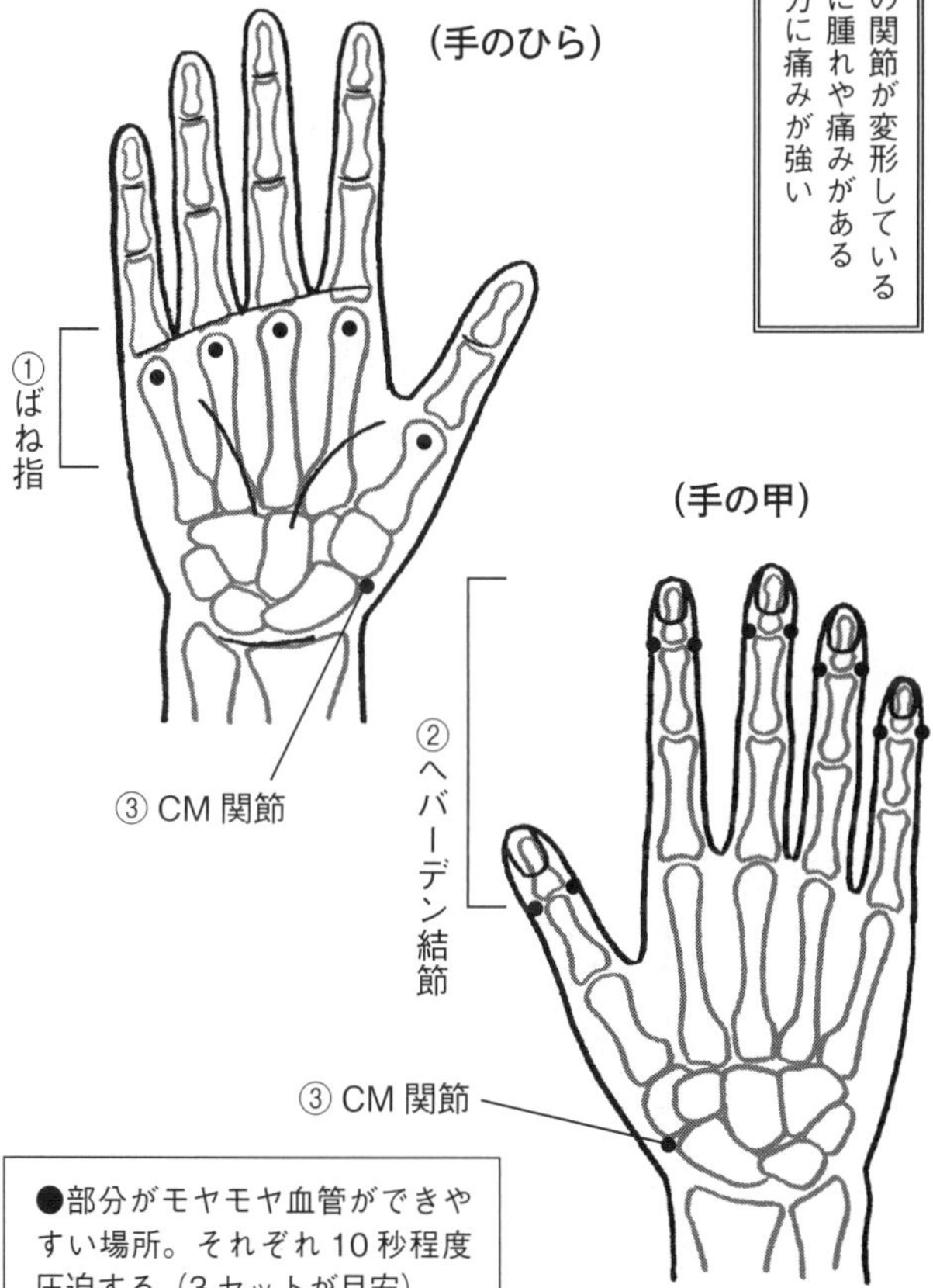

●部分がモヤモヤ血管ができやすい場所。それぞれ10秒程度圧迫する（3セットが目安）。

【足の圧痛ポイント】

こんなときにおすすめ
□足の変形（扁平足、外反母趾）がある
□かかとや足底が着地時に痛む

筋力不足や窮屈な靴は足を変形させる原因のひとつ。ランニングなどスポーツでの強い負荷が痛みになることも。

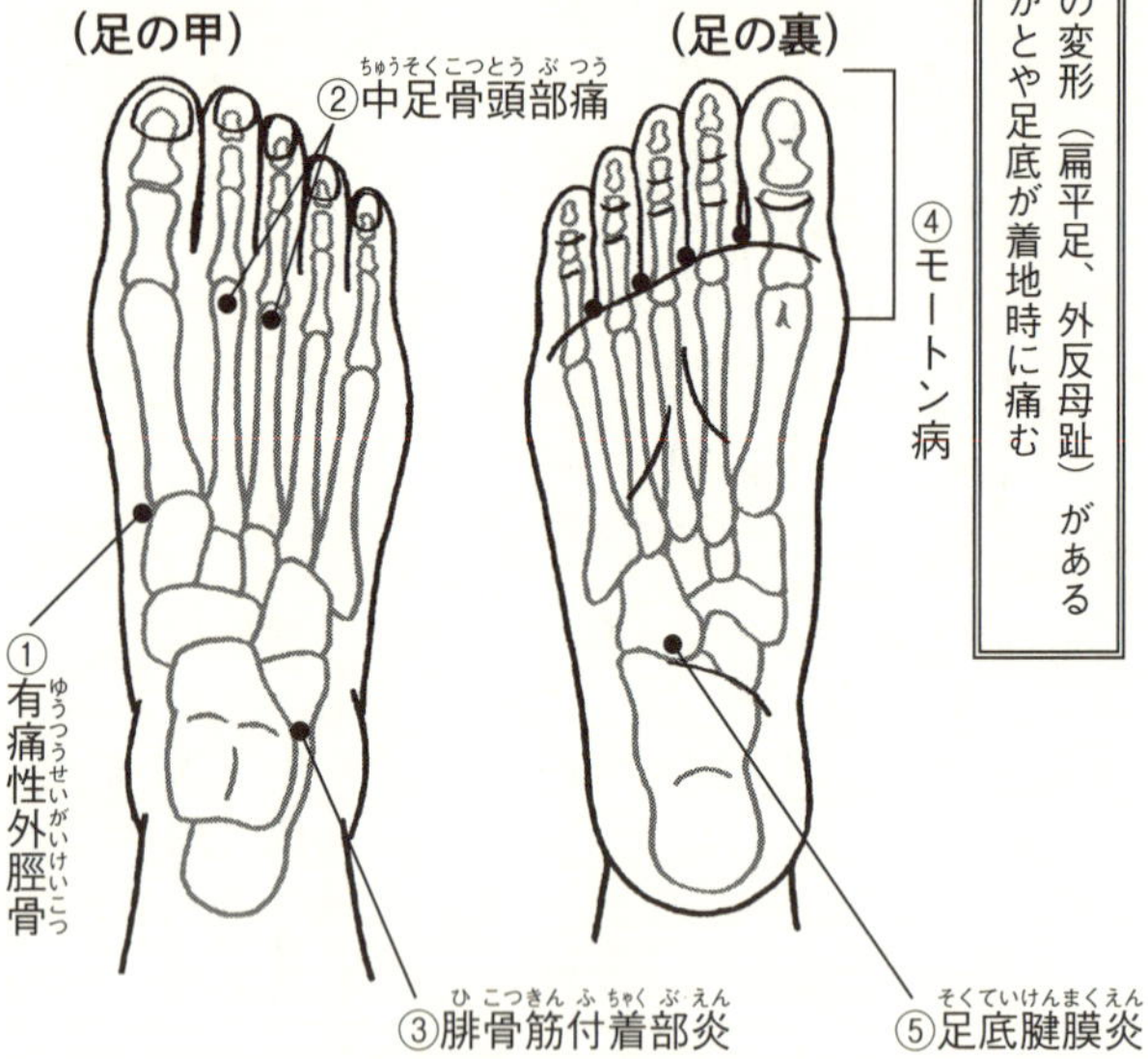

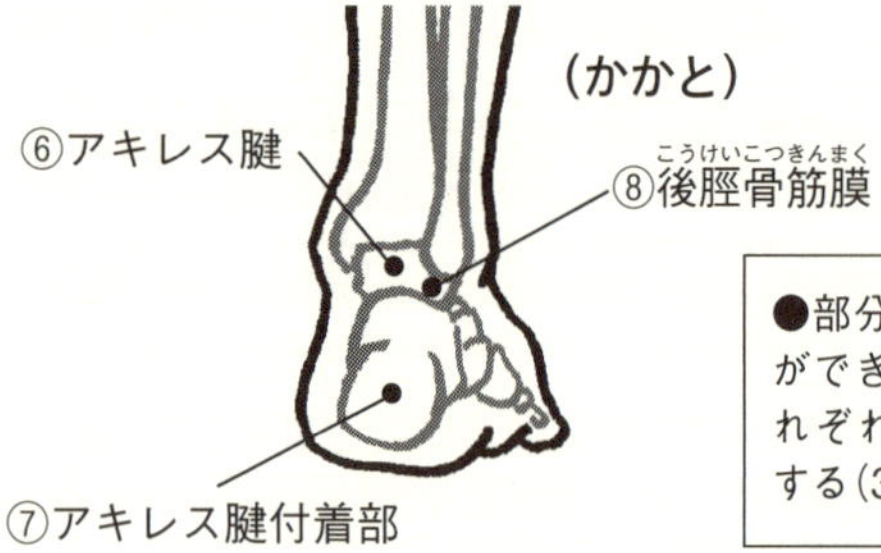

●部分がモヤモヤ血管ができやすい場所。それぞれ10秒程度圧迫する（3セットが目安）。

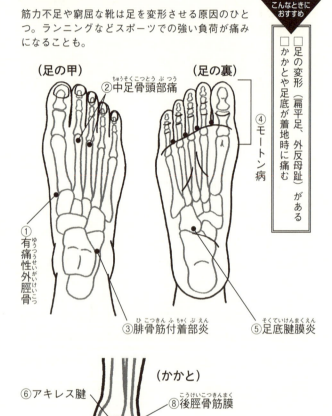

【ドクター澁谷コラム】

肩こりになる体の「言い分」

皆さんは、本書をどのような姿勢で読んでいるでしょうか？

手に持った本（スマホやタブレットの方もいるでしょう）を一定の高さにキープし、首を前に傾けて文字を追っていると思います。30分も集中して読んでいると「あー、肩がこった」と、大きく伸びをして肩を揉んだり首を回したりするでしょう。

長時間にわたって筋肉が緊張すると「こり」を感じます。筋肉が収縮した状態が長く続いて血流が悪くなると筋肉が硬直してしまうので、実際に「こってるなあ」と感じたときの肩に触れると硬く張っています。

うなじから始まって肩甲骨を覆い、背中の真ん中まで伸びている筋肉を「僧帽筋《そうぼうきん》」といい、「肩がこった」というときに緊張している部分です。肩こりがひどくなると首や背中まで張りや痛みを感じるようになるのは、広い範囲に伸びている僧帽筋を酷使《こくし》しているからです。僧帽筋は人体にとって鎧《よろい》のようなもの。人間は鎧を背負って生活しているのです。僧帽筋は肩甲骨や腕を動かす際に働きますが、この鎧の役割は「姿勢の保持」だと私は考えています。

鎧は身を守るための防具です。その鎧が硬くなってしまうのは「なぜ」でしょうか？

答えはズバリ、「体幹が弱いから」です。体幹が弱いと姿勢が悪くなります。

僧帽筋がついている肩甲骨と体の軸の脊柱、骨盤は筋膜で一連につながっており、骨盤部分を含めた体幹が弱ると僧帽筋を緊張させて、姿勢を保持しようとします。緊張が続くと自ずと僧帽筋は硬くなっていきます。

僧帽筋をほぐすことで緊張、硬さを取っていくと、根本的な体幹部の問題は解決していないため、また僧帽筋に負担がかかり硬くなる、こり症状が再発、そしてまたマッサージへ……これを繰り返しているわけです。

肩こりの根本的な解決のひとつは、体幹を鍛えること。そうして僧帽筋の負担を減らさないことには、容易に肩こりは再発してしまいます。

かなりざっくりした説明になりますが、1人ひとりの病態を見ていくと、さまざまな要因が関わっていることが多々あります。共通していえることは、肩こりは肩に原因があるのではない、全身の問題である、ということ。それを理解していれば、自ずとアプローチは変わってくるのではないでしょうか。

[第4章]

「慢性炎症」の改善で痛みの出ない体に変わる

痛みと「慢性炎症」の関係

体の中で慢性炎症が発生すると、痛みを伝える神経が興奮することが、1996年に「Silent afferents: a separate class of primary afferents?」というタイトルでドイツから報告されています。

感覚を伝える末梢神経であるC繊維（一部Aデルタ繊維）の中に、普段は機能していない感覚神経が炎症が起きたときのみ活性化し始め、痛みの信号を脊髄に送り出す機能があることがわかったのです（※12）。

C線維が伝えるのは体性痛《たいせいつう》といって、皮膚、骨格筋、関節、腹膜・胸膜などが刺激を受けて発生する痛みです。同じく体性痛を伝える神経にAデルタ線維があり、両者が伝える痛みのタイプは異なります。

Aデルタ線維が伝えるのは鋭く速い痛み。尖《とが》ったものを踏んづけた瞬間に「いたっ！」と飛び上がるあの痛みで、「ファーストペイン」といいます。

一方、C線維は鈍い痛みを伝えます。尖ったものを踏んづけたあと、足の裏にジワーッと残る「ジンジン」「ズキズキ」とした痛みで、こちらは「セカンドペイン」と呼ばれます。

どちらもモヤモヤ血管とともにできたわけではなく、もともとあった血管に伴走している神経ですが、炎症が発生すると、痛みを発する神経となってしまうのです。

炎症は体の免疫機能のひとつですから、炎症が起きているということは、何らかのトラブルが発生しているサインです。炎症をきっかけにC線維が興奮し、痛みの信号を出すのは、人体の働きとして自然なこと。炎症という危機の出現を「痛み」という警告を発して脳に伝えようとしているからなのです。

ただ、体からのメッセージと理解していても、痛みを好意的に受け取れる人はいません。すぐにでも取り除きたいものですが、炎症が長期に続くと痛みも長く居座ってしまいます。

体に慢性的な炎症があるとC線維は興奮し続けることになり、常に痛みを抱えるようになるのです。

慢性炎症が生活習慣病のきっかけになる

体を守るための炎症ですが、慢性化すると体を守るどころか、ダメージを与えることになります。

体の中で軽度の炎症が長期間だらだらじわじわと続く慢性炎症は、細菌やウイルスによって生じるものではありません。内臓や組織のトラブルに端を発し、その影響は体のあちこちに及びます。

動脈硬化、生活習慣病（**糖尿病、高血圧、脂質異常症**）、**脳卒中、がん、認知症にも慢性炎症が関わっている**のです。

慢性炎症がどのように発生するか、動脈硬化から考えてみましょう。

動脈硬化とは血管の柔軟性が失われた状態。発端となるのが内臓脂肪の増加です。過食や運動不足で内臓脂肪が増えすぎると、脂肪組織に慢性炎症が発生して炎症性サイトカインが大量に分泌されます。

炎症性サイトカインは血液に乗って血管壁に炎症を起こすほか、プラーク（コレステロールのかたまり）を血管内に形成します。プラークができると内腔が狭くなり、血管は柔軟性を失って着々と動脈硬化が進みます。

動脈硬化の影響はまず高血圧となってあらわれます。その後、血管が詰まると心筋梗塞や脳梗塞、血管が破れると脳出血やくも膜下出血など、命を脅《おびや》かす病気につながることもあります。

うつ病は「脳の慢性炎症」だった⁉

身体面だけでなく、精神面にも悪影響は及びます。

脳に慢性炎症が生じるとうつ病を発症する可能性があることが、マウスの実験からわかりました。**炎症を起こすサイトカインが脳内で増えると、セロトニンの生成に関わる物質が変質してしまい、セロトニンがつくられなくなります。**セロトニンが減少した結果、うつ病のリスクが上がるのです。

体に炎症があると、そこに栄養が使われてしまう

さて、突然ですが、第2章と第3章の内容を少々おさらいしましょう。

これまで痛みが発生する要因、長引く要因のひとつに「栄養不足」が関与していると述べてきました。

わかりやすくするために、はしょって栄養素と結果だけを並べてみると、

・鉄が不足すると、痛みをやわらげる下行抑制系の機能が低下する（第2章）。
・ビタミンDが不足すると、免疫機能が低下してモヤモヤ血管ができやすくなり、モヤモヤ血管とともにできた神経が痛みの発生源となる（第3章）。

といった内容を述べてきました。

栄養素は単独で機能するものではなく、さまざまな栄養素が複雑なプロセスを経て互いの力を引き出し合っています。鉄やビタミンDが不足して痛みが発生するということは、それぞれの代謝に関わる数々の栄養素もまた不足していることを意味します。

人間が健康に溌剌《はつらつ》と暮らすためには、体内の栄養素が充足していることが必要です。痛みがあるのなら、なおさら栄養素を無駄遣いできないのです。

さて、ここで慢性炎症です。

慢性炎症を抱えていると、座っていても寝ていても、常に体内は活動しているのと同じ状態にあります。炎症を鎮めるためには大量のエネルギーが必要になるからです。

エネルギーを生み出す栄養素はタンパク質、脂質、糖質（炭水化物）で、それらの代謝にはミネラルやビタミンが不可欠です。

本来なら健全な体の活動に使われるはずの栄養素が、炎症に消費されてしまう……。慢性炎症の体内では栄養素の無駄遣いが進み、引き起こされた栄養不足によって一層痛みを感じやすくなる「痛みのスパイラル」が組み上がってしまうのです。


【ドクター澁谷コラム】

体の「部品」は常に入れ替わっている

人体の緻密《ちみつ》なシステムは「機械のよう」と表現されることもありますが、機械がとうてい及ばない能力があります。

機械はひとつの部品が欠落するとすぐに不具合が発生します。それが重要な部品だったりすると、「復旧不能、二度と使えない」なんてこともあります。でも、私たち人間の体は栄養が不足したとか、機能が低下したとか、少々の不具合にはへこたれません。機械のようにすぐにストップすることなく、相補的な作用が働いて生命活動をつなげていきます。

人体が持つ相補的な作用に着目したのが、分子生物学者の福岡伸一《ふくおかしんいち》氏です。福岡氏は体内で起きている作用から、次のような「動的平衡」理論を導き出しました。

——人体では絶えず「分解」と「合成」が起きて、細胞が入れ替わりながらも全体の恒常性は保たれている。合成と分解の「動的平衡」が保たれている状態が「生きている」状態である——

人間の体の細胞は37兆個ありますが、その細胞が傷むと、人体は積極的にその細胞を破壊して、新しい細胞をつくります。

世界最古の木造建築である法隆寺が、なぜ今でも健在なのか、1300年の歴史を経て現在までその建築が守られているか——その秘訣は日々のメンテナンスです。例えば定期的に木材をいったんバラして、傷んだものを入れ替えている、新陳代謝しているのです。

人間もそれと同じ。分解と合成（scrap and build）の動的な平衡状態のバランスの上に、人間の健康は存在します。新しく細胞を合成するためには、その原料となる栄養素が重要であるのは明らか。このバランスが崩れると、細胞機能が落ちて不調、さらに老化につながっていくのです。

慢性炎症のサインに気づく方法

慢性炎症は、初期段階では明確な自覚症状がほとんどの場合ありません。

強いて挙げるとしたら、「**寝ても疲れがとれない**」「**常にだるい**」「**シミやシワ、白髪が増えて、めっきり老けた**」といった「ぼんやりとした」症状でしょうか。

ぼんやりといえば「**brain fog（脳の霧）**」も慢性炎症の症状のひとつです。

頭に霧がかかったようにぼーっとするため、集中して思考を深めることができません。そのせいでうっかりミスや忘れ物が増え、仕事や家庭生活に支障をきたすこともあります。しっかりしなくてはと思っているのに慢性炎症がそれを許さず、当人も周囲も慢性炎症の仕業とは気がつきません。brain fog は新型コロナウイルスの後遺症でも頻発していることから、炎症と関連しているのは明らかです。

生活上のトラブルは厳然とあるのに自覚症状が曖昧《あいまい》な慢性炎症ですが、血液検査によってその有無を調べることはできます。

炎症が発生すると血清中に増えるＣＲＰというタンパク質があります。その数値が高ければ体のどこかで炎症が起きているとわかるのです。

CRPは体の炎症反応を表す数値。基準範囲は0・30mg／dlまでですが、その中でも0・3に近ければ、体は慢性炎症を起こしている可能性が高いです。基準範囲であっても微細な変化を見逃さないことが大切です。

ほかにも体が炎症を起こしている採血上のサインがあります。それは「鉄」に関連する結果。体の貯蔵鉄の指標として「フェリチン」が大切である、というのは前に述べた通りです。

慢性炎症が起こると、体は細菌感染の可能性を考えて、鉄の吸収にとても慎重になります。鉄は細菌にとっては格好の餌になるのです。そのため炎症により体は鉄を取り込まない、利用しないため、フェリチンが上がっているのにもかかわらず、赤血球が小さい（鉄が利用できていない）という結果を採血で読み取り、炎症の存在を予測するのです。

肥満やストレスも慢性炎症を引き起こす

慢性炎症を起こす要因はひとつとは限らず、複数存在します。いくつもの要因が複合的に重なって引き起こされるということは、慢性炎症は生活習慣から発すると考えられます。

要因のひとつとなるのが、今や万病の原因とされる「**肥満**」。

増えすぎた内臓脂肪は炎症性サイトカインを分泌し、内臓脂肪が減らない限り分泌が続きます。内臓脂肪は胃や腸を守るという任務を担っているため、皮下脂肪に比べて免疫系の細胞が多く存在します。本来、体を守るはずの免疫系の細胞ですが、内臓脂肪型の肥満の人の体内では、炎症物質に姿を変えてしまうのです。

そのほか、**喫煙**、**過度な飲酒**、**生活リズムの乱れ**、**ストレス**なども慢性炎症のリスクを上昇させます。

こうした生活習慣に加え、食べ方（栄養面）の問題も慢性炎症を悪化させる要因となります。

そのカギとなるのが、「**油（脂肪酸）**」と「**血糖値スパイク**」です。

体内の炎症抑制・促進は「油」がカギを握っていた！

肉野菜炒めをつくるとき、目の前に「ベニバナ油（ベニバナの種子が原料）」と「ラード（豚の背脂が原料）」があったら、どちらを使いますか？

ラードのコクが大好物でない限り、ほとんどの方がベニバナ油を選ぶでしょう。

なぜかというと、「植物性の油は健康的」「動物性の油は不健康」とのイメージがすっかりでき上がってしまっているから。

しかし、**油の性質は「植物性」「動物性」で分けてとらえるべきではありません。**植物由来か動物由来かよりも、重要なことは、その油の「**組成**」にあります。

油と炎症の話の前に、少し用語の整理をしておきましょう。

まず、「脂質」について。糖質、タンパク質と並んで三大栄養素のひとつである脂質は、エネルギー源となるほか、細胞やホルモンをつくり、脂溶性ビタミンの吸収を促す働きをします。余った脂肪は皮下脂肪として蓄えられ、寒冷によるダメージから体を守り、臓器を保護するクッションの役割もあるので、ある程度の蓄えが必要です。

さて、この脂質の主成分となるのが「脂肪酸」。原子の組み合わせによって多種多様な種類の脂肪酸が存在し、「原子の組み合わせ＝組成」によってその性質が異なります。

つまり、「植物性」「動物性」という油の原料ではなく、組成こそが体内に入ったときの作用の決め手となるのです。

わかりやすいのが亜麻仁油《あまにゆ》と魚油でしょう。亜麻仁油は植物性、魚油は動物性でありながら、組成上の特性から同じオメガ3系に入っています。つまり、このふたつは体に対して同じ作用があるということになります。

炎症を抑える油だけではダメな理由

食べ物で取り入れるもの、体内でつくられるものを合わせて、体には20種類ほどの脂肪酸が存在します。

脂肪酸は「飽和脂肪酸」と「不飽和脂肪酸」のふたつに分類され、不飽和脂肪酸はさらに「一価不飽和脂肪酸」「多価不飽和脂肪酸」に分かれます。

一価不飽和脂肪酸は人体内で合成可能ですが、多価不飽和脂肪酸は合成できないため食べ物から摂取する必要があります。その多価不飽和脂肪酸は「**オメガ3系**」と「**オメガ6系**」から成ります。

オメガ3系は炎症を抑制、オメガ6系は促進と、炎症に対しておおまかには正反対の働きをしますが、「炎症はよくない」とばかりにオメガ3系だけを摂取しても炎症を抑えることはできません。

体に侵入してきた外敵を駆逐し免疫力を高めるために、炎症は絶対に必要な反応。

ただし、炎症がいつまでも続いてしまうと、生活習慣病、がん、認知症などにつながってしまいますから、「ちょうどよい炎症」にするため、炎症を促す物質が出ているときは同時に抑制する物質も出ています。

促進と抑制のバランスを適正に保つには、それぞれに作用するオメガ3系とオメガ6系をバランスよく摂取しなくてはいけないのです。

また、脂肪酸のひとつに「**トランス脂肪酸**」があります。トランス脂肪酸には、天然のものと、植物油を原料に人工的につくられたものがあります。また、植物油を高温で処理する際にも生成されます。

海外では、トランス脂肪酸を摂りすぎると心疾患やがんになるリスクが高まるとして、含有量を規制したり含有量の表示を義務付けたりしています。しかし現状、日本ではこうした規制が行われていません。

トランス脂肪酸は、マーガリンやショートニング、ファットスプレッドのほか、パンやスナック菓子、加工食品などに多く含まれているため、こうした食品を摂りすぎないことも大切です。

[図表15] 炎症と関わりが深い脂肪酸

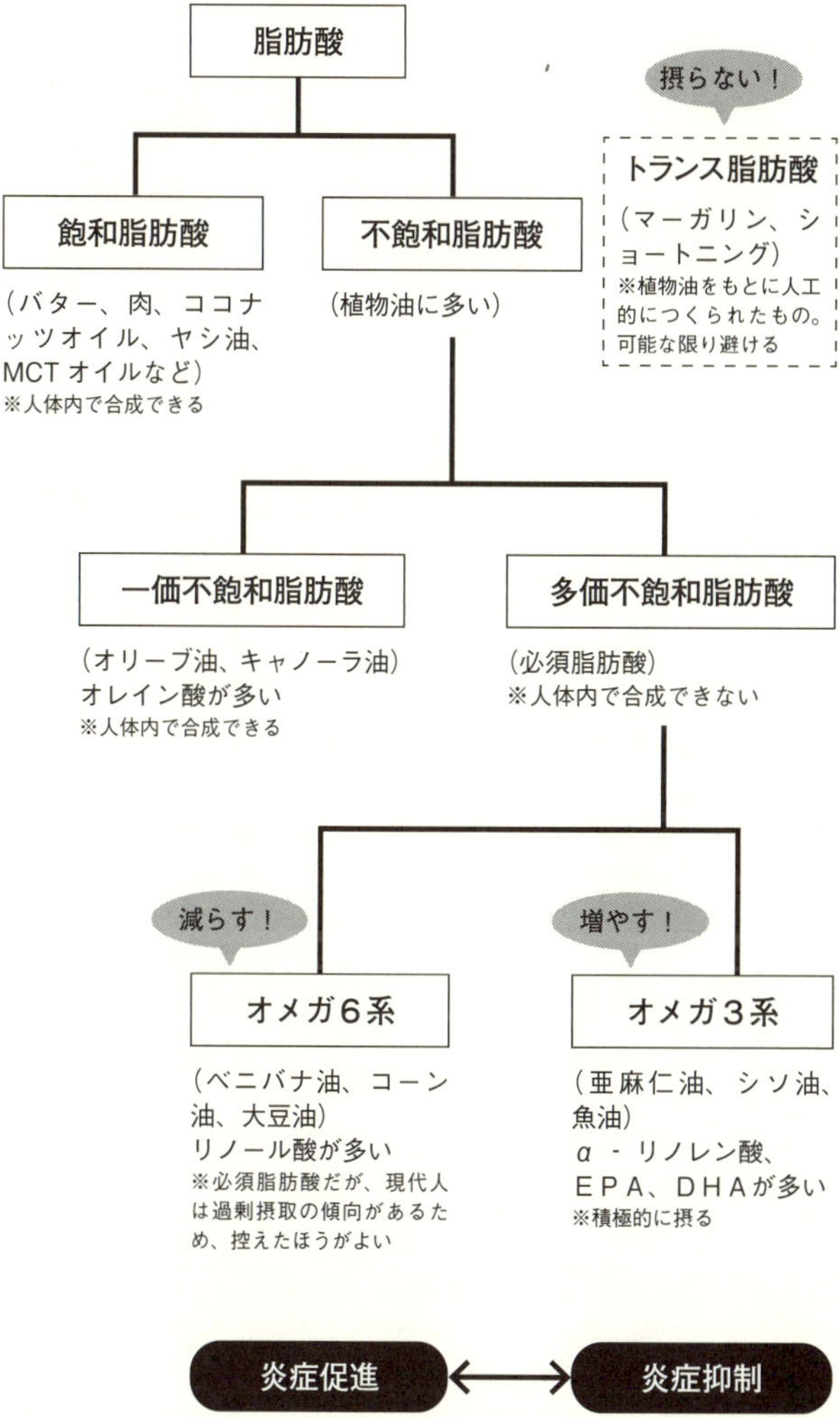

現代日本人の食生活は炎症が進みやすい

炎症を抑制するオメガ3系・促進するオメガ6系、それぞれの特徴は以下のようになります。

□オメガ3系……亜麻仁油や魚油に含まれる

【働き】

・炎症を抑える
・動脈硬化・血栓を予防し、血圧を下げる
・内臓脂肪を減らす
・心血管疾患の予防

【含まれる成分と食品】

α《アルファ》-リノレン酸：亜麻仁油、シソ油など
エイコサペンタエン酸（EPA）：サバ、マイワシ、サバ缶詰、イワシ缶詰など

ドコサヘキサエン酸（DHA）：サバ、ブリ刺身、マイワシ、イクラなど

□オメガ6系……ベニバナ油、コーン油、大豆油に含まれる

【働き】

・侵入した外敵に対抗するため炎症を起こす
・白血球を活性化して免疫力を高める

【含まれる成分と食品】

リノール酸（体内でアラキドン酸に変わる）：大豆油、コーン油など
アラキドン酸（AA）：卵黄（生）、豚レバーなど

「魚嫌いの洋食好き」は要注意

オメガ3系・オメガ6系は体内ではつくられないため、食べ物から摂取する必要があります。体内の同じ場所に取り込まれるのですが、そこはスペースに限りがあります。**両者は体内で陣取り合戦をしている関係**なので、偏った摂取をすると片方だけが優位に働くことになります。

[図表 16] EPA、DHAを多く含む食品を積極的に摂る

ＥＰＡを多く含む食品	量（可食部 100g 当たり、生）
タイセイヨウサバ	1800mg
ミナミマグロ（脂身）	1600mg
サンマ	1500mg
キンキ	1300mg
ブリ	940mg

ＤＨＡを多く含む食品	量（可食部 100g 当たり、生）
ミナミマグロ（脂身）	4000mg
タイセイヨウサバ	2600mg
サンマ	2200mg
ブリ	1700mg
キンキ	1500mg

参考：「食品成分データベース」文部科学省

両者の比率を知る指標が「ＥＰＡ／ＡＡ比」です。数値が下がるほど「オメガ３系のＥＰＡが不足＝オメガ６系のＡＡが過剰」なことを示します。

オーソモレキュラー栄養療法では、ＥＰＡとＡＡの理想的な比率は１対１としているので、「ＥＰＡ／ＡＡ比」は「１」が望ましいことになります。

ちなみに現代日本人の平均は０・４。この数値から日本人は総じてＥＰＡ不足の傾向にあり、ＥＰＡが含まれる食品（魚）を摂っていないといえます（※13）。

この「０・４」という数値は心血管疾患を回避できる、まさに分水嶺。

さまざまな論文でＥＰＡ／ＡＡ比が０・４

を超えれば心筋梗塞や脳梗塞のリスクが減ると報告されている、まさにその数字なのです。

ＥＰＡを増やすためには、ＥＰＡを積極的に摂りながらＡＡを減らしていく必要があります。**魚の摂取が少なかったり、揚げ物や炒め物（調理に使われる油がオメガ6系のことが多い）を好んで食べていたりすると、どうしてもＡＡの比率が高くなってしまいます。**

日本では１人当たりの魚介類の消費量は、ピーク時である２００１年の40・２kgから年々減少し続け、２０２０年には23・４kgになってしまいました（※14）。ここにＥＰＡ／ＡＡ比が０・４の理由があるといえるでしょう。

理想的な比率にするために、ＥＰＡが豊富な青魚を進んで食べ、ＡＡの材料となるリノール酸をカットしていきましょう。

魚介は生にこだわる必要はありません。サバやイワシの缶詰なら手軽にＥＰＡを摂取できます。リノール酸を含む大豆油やコーン油は揚げ物や炒め物に使われるので、それらを避けるだけでも「ＥＰＡ／ＡＡ比」の改善につながります。

「ＥＰＡを増やしながらＡＡを減らす」という二方向からの栄養アプローチで、頑固な肩こりが改善された例を紹介しましょう。

【症例】油を変えたら、20年来の肩こりが消失（50代・男性）

男性は左肩のこりに20年も悩まされてきました。それだけでも大変な苦しみですが、ついに半年前に右肩にもこりが襲ってきました。

趣味のテニスや水泳は楽しめてはいましたが、起床時は張りが強く、痛みを感じるといいます。活動を始めると徐々に落ち着くものの、夕方になると張りが戻ってきて、夜には痛みへと悪化する日々でした。

採血結果から**ＥＰＡ／ＡＡ比が０・17**。極端にオメガ3系のＥＰＡが少ないことがわかりました。「今ある痛み」を軽減するため、まずは運動器カテーテル治療で左肩のモヤモヤ血管を取り除き、今後の再発を防ぐためにオーソモレキュラー栄養療法も開始しました。

ただ、頑固な肩こりの原因のひとつであるＥＰＡ／ＡＡ比を正常値に近づけるには、食事の改善だけではかなり時間がかかるのは明らかです。

ＥＰＡを服用してもらいながら、食事内容に対してＡＡを減らすためのアドバイスをすることにしました。

[図表17] 食後に血糖値が大きく変動する「血糖値スパイク」

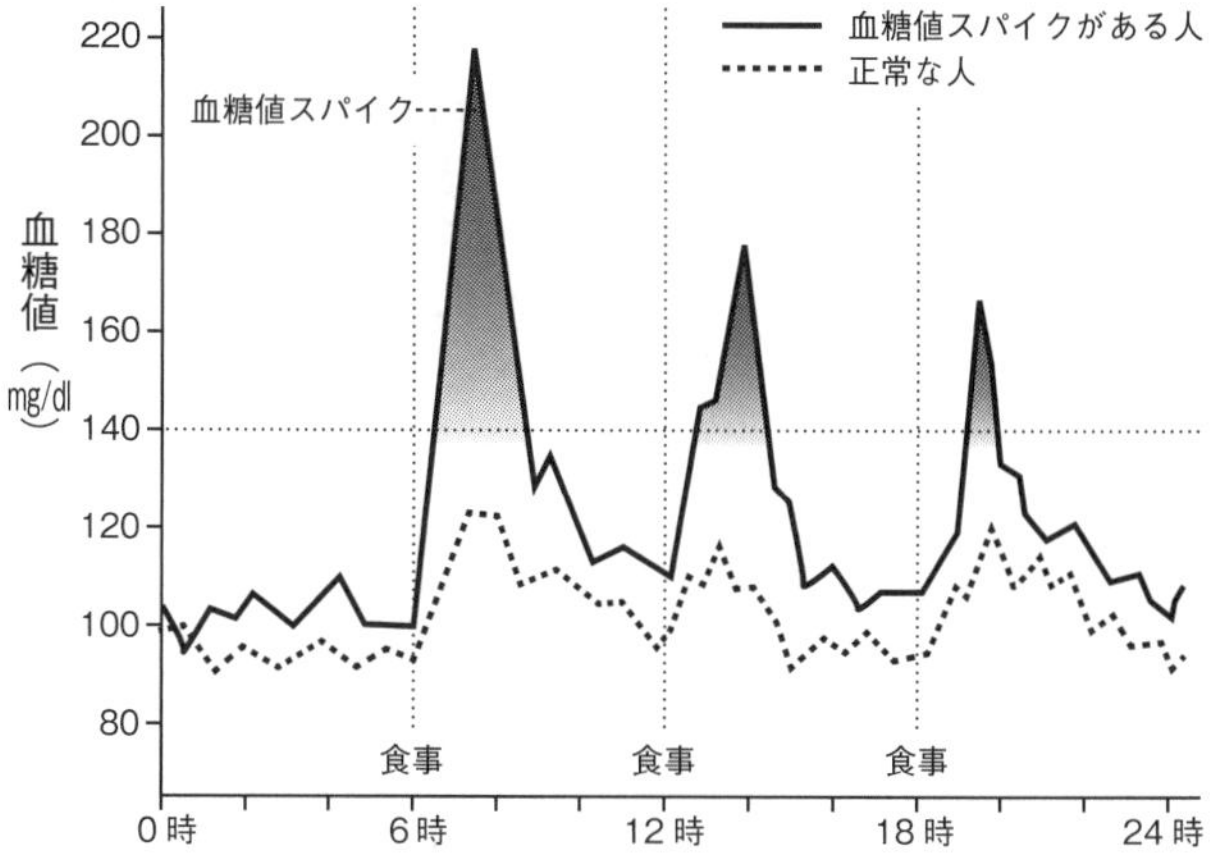

忙しい方なので食事の記録が億劫《おっくう》なこともあったでしょうが、協力してもらえて何よりでした。**4カ月後にEPA／AA比が0・57まで改善**したのです。理想の「1」にあと一歩というところですが、右肩の痛みも改善。運動器カテーテル治療との合わせ技で痛みはすっかり軽減したのでした。

糖尿病でなくても起こる「血糖値スパイク」

摂取した糖質は体内でブドウ糖に分解され、エネルギー源として利用されます。余ったら肝臓や筋肉に貯蔵され、それらの貯蔵量を超えてしまった分はどうなるかというと内臓脂肪へ。この内臓脂肪が増えすぎると炎症を起こす物質を分泌し始めます。

内臓脂肪をためすぎなければよいかというと、そう簡単ではありません。**糖質過多の食事や間食は、その都度、慢性炎症を招く「血糖値スパイク」を引き起こします。**

血糖値とは血液中のブドウ糖濃度のこと。

血糖値が上昇すると膵臓からインスリンが分泌され、血液中のブドウ糖を処理するように働きかけます。そして先に述べたように肝臓や筋肉、内臓脂肪にブドウ糖が取り込まれ血糖値が下がります。インスリンの分泌量が少ない・働きが悪いなどで血糖値を下げられない状態が続くと「糖尿病」です。

通常、血糖値はゆるやかに上がって、ゆるやかに下がるものです。しかし、糖尿病でなくとも、糖質の摂取量や摂取方法によっては、膵臓のインスリン分泌が追いつかないことがあります。例えば、生成された糖、白米、パンなどを空腹時に食べるとします。空腹時は吸収がよく、生成された糖はいっぺんに血中に吸収されます。

するとブドウ糖の処理ができずに血糖値が急激に上昇してしまいます。その後、ブドウ糖を処理するためインスリンが大量に分泌され、急激に血糖値が下降。血糖値の乱高下という血糖値スパイクが起きてしまうのです。

[図表18]「血糖値スパイク」チェックリスト

食事を摂ったあと、以下のような症状があらわれる場合は、「血糖値スパイク」が起きている可能性があります。

●食後2時間以内

1	頭痛がある
2	ほてりがある
3	動悸がある
4	発汗がある
5	急な空腹感がある

●食後2～4時間後

1	手のふるえがある
2	体が冷える
3	強い空腹感がある
4	眠気がある
5	抑うつ感がある。集中力が低下する

血糖値が下がりすぎると脳のエネルギー源である糖が不足するので、眠気、倦怠感に襲われます。**食後にやたらと眠いという方は、血糖値スパイクが起きている可能性が高いでしょう。**

また、ストレスや睡眠不足は血糖値を調節するホルモンの分泌を乱します。不規則な生活、暴飲暴食が習慣化していると、血糖値スパイクのリスクが上昇するのです。

高血糖で血管が傷つき、炎症が発生

糖尿病で恐れられているのが血管合併症です。失明に至る網膜症、透析が必要な腎不全、足に壊疽《えそ》を起こす神経障害、動脈硬化のリスク上昇と、糖尿病の合併症はすべて血管のダメージが原因で引き起こされるのです。

これらは高血糖状態で血管の内側にある内皮細胞が傷つけられたことに起因しています。傷が炎症を起こすと種々の血管合併症を発生させるほか、慢性炎症を体に広げていくのです。血糖値が上昇した状態では免疫細胞の働きが停滞するため、炎症を抑える術《すべ》がありません。

「隠れ糖尿病」とも呼ばれる血糖値スパイクでも同様のことが起きています。

糖尿病も血糖値スパイクも糖質の過剰摂取が大きな原因であり、糖質過多は体に慢性炎症を引き起こすのです。そして、体に発生した炎症は確実に痛みを発生させます。

ということは、糖質をコントロールすると炎症が改善され、それに伴い痛みも軽減すると予想できます。実際に、**血糖値スパイクを起こしている筋緊張性頭痛の患者さんに血糖変動を抑える食べ方を指導したところ、痛みが軽減**しました。

筋緊張性頭痛は頭蓋骨を包む筋肉が過度に収縮するために発生し、締め付けられるような痛みが特徴です。肩・首のこりを伴うことが多く、とくに首への影響が強く出ると硬く張って動かすのも困難になるほどです。

頭痛薬、マッサージ、寝具の変更など、さまざまな方法を試しても、継続的な効果は実感できません。しかし、糖質のコントロールに取り組んだ患者さんは、おおもとの筋緊張性頭痛はもちろん、肩・首のこり、手のしびれなどが改善されたのでした。

「糖質断ち」は一気に進めないのがコツ

痛み改善のために行う糖質コントロールは、**足し算ではなく引き算。**

現状の食事に新たに何かを「プラス」するのではなく、「マイナス」していくアクションなので実践しやすいといえます。患者さんが記録した食事内容から方針を決めますが、**「野菜ドリンク」「プロテインバー」**はやめてもらうことが多い食品です。

どちらも健康にプラスになりそうですが、野菜ドリンクで糖質が多く含まれているタイプは要注意。**液体は吸収が早い分、血糖値を急激に上げてしまう**からです。プロテインバーはトランス脂肪酸、遺伝子組み換え大豆など原材料に不安があります。

糖質コントロールは糖質を食事から引いていくだけなので簡単に進められる分、自己流では極端になりがちな傾向があります。とくに、それまで**糖質過多の食生活を長年続けてきた方が、いきなり「糖質ゼロ」にしてしまうのは危険**です。

体のエネルギーは糖質・脂質・タンパク質からつくられます。糖質が不足しても、本来なら糖新生（脂質やタンパク質から糖をつくる）のサイクルがスタートしますが、長年、有り余るほどの糖質だけでエネルギーをつくり続けていた体は、糖質の代謝のためにビタミンを多量に消費して、ビタミン不足に陥っているのです。

「全面禁止」「一気にゼロ」は逆効果

今や健康のためには「低糖質」「糖質ゼロ」が常識のようになっていますが、糖質をいきなりゼロにしてしまうとエネルギーがつくれずに調子を崩すのは確実です。クリニックでは糖質のコントロールも指導しますが、各種検査数値、年齢・性別、体型、症状、生活習慣など、もろもろから判断したオーダーメイドの提案です。

読者の皆さんに対しても、エネルギー源となる糖質を「一律オフで」とは決していいません。

先ほども触れましたが、**体には本来、筋肉に蓄えられたタンパク質や肝臓に貯蔵された脂肪から糖を生み出す、「糖新生」というエネルギー生産の仕組みがある**からです。しかし、その機能が栄養不足で落ちてしまうと、糖質にエネルギー産生を依存してしまう、つまり、糖質が体に入ってこないとエネルギーを生み出せなくなるのです。

それはビタミン不足と関係があります。とくに**ビタミンB群はエネルギーを生み出す糖新生に必須のビタミン**です。

エネルギーを生み出せなくなると低血糖を起こしてしまい、自律神経の乱れを誘発します。そうすると「食後眠い、だるい、しんどい」となってしまい、継続できなくなるわけです。

オーソモレキュラー栄養療法はそれまでの体をつくり替える作業です。今日やって明日すぐ効果が出る類いのものではなく、ある程度の期間はどうしても必要です。また、体が変わったらおしまいではなく、次の段階として「よい状態のキープ」に入ります。

体がエネルギーを生み出せるようになれば、「甘いものがどうしてもほしい！」という本能からの訴えかけはなくなります。楽しみとして甘いものを食べる、というのは食べること自体を楽しむので、過剰摂取にはなりません。しかし、低血糖からくる「甘いものがほしい」は一時的な満足は得られるものの、また血糖が変動すればすぐに発動してしまい、根本的な解決にはならないのです。

見た目はスリムな女性、中身は肥満の中年⁉

糖質過多による糖尿病や血糖値スパイクの心配をしなくてはいけないのは、肥満の中高年だけではありません。痩せていても太っている人と同等の糖尿病リスクがあることがわかっています。そのメカニズムを解明したのが順天堂大学の研究です（※15）。

標準体重の女性98名、痩せ型の女性56名に経口ブドウ糖負荷試験（ブドウ糖入りの水を飲んだあと、血糖値やインスリンの変化から糖を処理する能力を判断する）を実施した結果、痩せ型の女性は標準体重の女性の約7倍の割合で「**耐糖能《たいとうのう》異常《いじょう》**（**糖尿病予備軍**）」であることがわかりました。

これだけでもショッキングですが、アメリカの肥満者よりも高い率というのですから、深刻な事態です。

女性たちの耐糖能異常の様子を詳しく調べてみると、**インスリンの分泌が減少し、インスリンの効きも悪くなっていました。**さらには**脂肪組織からは炎症を起こす物質まで出ていた**のです。

これらは中年の肥満者とまったく同じ反応。痩せてはいても摂取した糖への反応（代謝）は太っている人と一緒、つまり「**代謝的肥満**」**状態**にあることが判明したのです。

痩せている女性は当然ながら少食です。そのうえ運動量も少なく、筋肉もついていません。細胞レベルで活力が低下しているといえます。

筋肉の量が少ないと、血糖値が高い傾向があることはよく知られていました。つまり、糖質をカットしたところで、筋肉が貧弱では血糖値を下げる効果は望めないのです。まずは体の中で糖の代謝が進むように筋肉量を増やすことが重要。適度な運動で筋肉を鍛え、質のよい筋肉をつくるために、バランスよくしっかり食べることです。

二の腕の力こぶがはっきりする頃には、血糖値が安定し、高血糖が引き起こしていた慢性炎症のリスクも減っているでしょう。

【ドクター澁谷コラム】

ジョコビッチ選手も実践した「小麦抜き」生活

テニスの四大大会の優勝回数1位といえばノバク・ジョコビッチ選手（2024年現在）。その回数はなんと24回！　37歳の今もなお現役続行中。2024年のパリオリンピックでも金メダルを獲得しました。驚異的な肉体、そして精神の持ち主です。

2010年までは四大大会の優勝は1回のみだった彼が、快進撃を始めたのは食生活を変えてから（※16）。効果は絶大で、2011年には全仏を除く3つの大会を制覇したのです。

ジョコビッチ選手が実践したのは食事からグルテンを排除する「グルテンフリー」。

グルテンは小麦粉に含まれている「グリアジン」と「グルテニン」を水でこねるとでき上がるタンパク質で、ジョコビッチ選手はグルテンを受け付けない「グルテン不耐性」だったのです。

小麦粉は、パン、ケーキ、お菓子、ピザ、麺類、揚げ物などに使われる非常に日常的な食材ですが、グルテン不耐性の人が食べると体が拒否反応を示します。頭痛、肩こり、関節痛などの「痛み」をはじめ、便秘や下痢、イライラ、集中力低下、疲労感などに繰り返し悩まされるのです。

小麦に含まれる「グルテン」が悪さをする

グルテンは消化に大変な時間がかかり、長く居座るため腸内環境を悪化させます。しまいに腸は炎症を起こしてリーキーガット症候群（腸の粘膜に穴が空いて、菌やウイルスなどが血中に漏れ出す）を引き起こすことすらあるのです。

炎症は全身に飛び火し、それだけでも大ごとですが、一度損傷を受けた火元の腸も鎮火には程遠く、消化吸収・排泄《はいせつ》に支障をきたし、ますますグルテンの消化が滞って炎症は広がり続けていくのです。

食後に胃もたれが続く、膨満感がとれないという方。また、さまざまな対策を講じても改善の兆《きざ》しがないアレルギー症状（アトピー、喘息、花粉症など）に長年悩まされている方。もしかしたら原因は小麦粉に含まれているグルテンかもしれません。

まずは2週間、小麦製品を抜いてみましょう。不調が消えたらジョコビッチ選手同様、グルテン不耐性だと考えられます。今後は小麦粉はなるべく控えるとよいでしょう。

ただ、グルテン不耐性だからといって、「パンもケーキもピザもパスタも大好物なのに、もう食べられないのか」と、がっかりしないでください。グルテン不耐性に対するひとつの解決方法は、ビタミンD。しっかりグルテンを抜いて、ビタミンDが充足すれば、リーキーガットも解決し、腸内環境が整います。すると簡単には調子が悪くならなくなります。そうすれば、楽しみとして、たまにパンを食べたりするのは構わないと思います。

小麦粉を米粉や豆腐麺などに置き換えた商品、そうしたメニューを提供するレストラン、レシピサイトも活用すれば、これからも好物をしっかり楽しめます。この「置き換え」のテクニックは、痛み改善のオーソモレキュラー栄養療法で「糖質オフ」に取り組むときにも、ぜひ活用してください。

[第 5 章]

食事を変えれば、しつこい痛みが消えていく

しつこい痛みの改善は、食事の見直しが第一歩

慢性的な痛みは、ケガや病気などで神経が繰り返し刺激を受けた結果、神経が些細《ささい》な刺激や、刺激がなくても興奮することで発生します。

痛みのもともとの原因はケガのほか、がん細胞の神経への侵入、糖尿病の合併症による神経障害などさまざまですが、もうひとつ確実なものがあります。

それが「栄養不良」。ここまで読んでくださった皆さんなら、もうおわかりだと思いますが、**栄養のトラブルがあると痛みは長引く一方**なのです。

本章では、しつこい痛みを改善するための食生活のヒントを紹介します。

タンパク質不足であらわれる不調

痛みを専門とする当クリニックの患者さんのほとんどが、栄養トラブルを抱えています。

なかでも私が気になっているのが「**タンパク質不足**」の患者さんが多いこと。

人間の体はすべてタンパク質でできています。髪や皮膚、爪といった眼に見える部分の

材料となり、酵素やホルモンなど体内での働きもすべて担っているのです。
タンパク質が不足すると、次のような不調があらわれます。

□筋肉が落ちる
□太りやすい
□むくみ
□倦怠感や疲労感がとれない
□風邪をひきやすく治りにくい
□髪がパサつく
□爪が割れやすい

タンパク質が不足しているのは、食べる量が減っていることと、食べ方に問題があるのかもしれません。タンパク質摂取は「コツ」が必要です。以下に詳しく述べます。

体が喜ぶタンパク質の摂り方

①食べ順は「タンパク質ファースト」が正解！

食べる順番は野菜を先に、とよくいわれますが、それはたくさんの量を食べることができる人。食が細い方は、野菜でお腹がいっぱいになり、タンパク質を吸収する効率が落ちてしまいます。また、タンパク質は食材自体で吸収効率が異なることが知られています。

②腸内環境が整えば、タンパク質の吸収もアップ！

腸内細菌はタンパク質吸収のカギを握っています。腸内細菌が整う、すなわち多様な細菌が共存していると、タンパク質を効率よく吸収してくれます。また、消化酵素はタンパク質からつくられますので、好循環に入ります。

③吸収過程で重要なビタミンB群不足を解消

タンパク質を腸管から吸収して、それを血中から全身の臓器、細胞に届ける過程で必ず必要になるのがビタミンB群です。

これらを意識することで、体に最適な量のタンパク質が満たされるようになります。

ほかにタンパク質を補うために私が実践しているのが、**豆乳**を常飲すること。
水以外は加えていない「無調整豆乳」、砂糖や香料を加えて飲みやすくした「調整豆乳」、コーヒーや果汁を加えた「豆乳飲料」のうち、もっともタンパク質が摂れる無調整豆乳を選んでいます。

仕事のお供にデスクの上に何らかの「飲み物」を置いている方も多いでしょうが、本当に飲みたくて飲んでいますか？　惰性で選んでいませんか？

通勤途中のコンビニでペットボトルを買う、カフェでテイクアウトするなど、いつの間にかルーティン化している「普段の飲み物」を豆乳にチェンジしてみましょう。タンパク質不足による不調改善の助けになるはずです。

豆乳は「置き換え」にも使えます。「ラーメン・ライス」「パスタとガーリックトースト」など、炭水化物＋炭水化物の組み合わせは「食べた！」と満腹感も大きいし、コッテリ味も多いので好きな方も多いでしょう。

でも、この食べ方はタンパク質だけでなく、ビタミンやミネラル不足の原因になります。とりあえずタンパク質だけでも補うために、メニューのうち片方を無調製豆乳に置き換えてみてください。豆乳に含まれる大豆タンパクは吸収率が高く満腹感も持続します。

注意として必要なのは、未加熱の大豆には消化酵素のトリプシンを阻害するトリプシンインヒビターがあること。加熱処理で減少しますが、豆乳は弱い加熱で処理しているので、体質によっては消化が悪いことがあります。下痢を起こす場合は摂取量を減らすか、加熱して摂ることをおすすめします(※17)。

【チェックポイント】
□食事が不規則な人は、無調整豆乳でタンパク質をチャージ。
□炭水化物+炭水化物のメニューは、片方を無調整豆乳に置き換え。

肉の摂取は「一石三鳥」

タンパク質不足を解消する手軽な方法として、プロテイン飲料やプロテインバーが多数流通していますが、牛乳由来の製品が多いので、乳糖不耐症の方はお腹の調子が悪くなることもあります。どうしてもプロテインを摂りたいなら、大豆由来のソイプロテインを選ぶとよいでしょう。

プロテイン製品は手軽に摂取できるため必要量を超えてしまうことがあり、大量摂取は過剰分の排泄のために腎臓に負担をかけてしまうこともあります。また、多くはタンパク質の代謝に必要なビタミンB群が含まれていません。一緒にサプリメントを摂取する方法もありますが、あれもこれもと増やしていくよりも、「これひとつで済む」食材を摂るほうがシンプルで続けやすいのではないでしょうか。

うってつけの食材が「**肉**」です。**タンパク質とビタミンB群が最初からパッケージされているうえ、**簡単に手軽な値段で入手可能というおまけ付きです。

プロテインより肉をすすめる理由

牛・豚・鶏ともに、部位による違いはあるものの、タンパク質とビタミンB群のほか、脂質、鉄、亜鉛などを含んでいます。「鉄」は痛みの感じ方を左右する下行抑制系に関わることから、肉を食べることは痛みの予防改善につながりそうです。

亜鉛不足になると味覚障害が発生することはよく知られていますが、これは新しい細胞をつくるときに亜鉛が欠かせないことに起因します。味を感じる味蕾《みらい》は細胞の新陳代謝が早く、次々と新しい細胞をつくらなくてはいけないのですが、亜鉛が不足すると創出が間に合わず味覚障害になるのです。

　亜鉛が新しい細胞をつくり新陳代謝を促すのは、体内でのタンパク質の再合成を進める作用があるから。タンパク質と亜鉛を一緒に摂れる肉は、効率よく体の刷新を進めてくれるといえます。

食べ合わせで消化を促進

　肉を食べれば、タンパク質を利用するために必要な栄養素も一緒に摂取できるとおわかりいただけたと思います。**肉を食べることこそ、合理的なタンパク質の補充法**なのです。

「体にいいのはわかるけど、肉を食べると胃もたれするんだよなあ」という方は、消化を助ける食材と一緒に食べるといいでしょう。

・ショウガ……タンパク質を分解するプロテアーゼ、消化するジアスターゼが含まれている。胃腸を整える作用もあり、胃酸過多や消化不良などを改善する。
・ダイコン……タンパク質を分解するプロテアーゼの効果が、すり下ろすとさらにアップする。

・パイナップル……消化酵素のプロメリンがタンパク質の消化を助ける。缶詰のパイナップルは加熱で働きが低下しているので生を使う。糖質過多にならないよう、少量摂取で。
・キウイ……生の肉を果汁につけると溶かしてしまうほど強力な酵素のアクチニジンを含む。消化酵素として期待するのであれば食中摂取が最適。

【チェックポイント】
□タンパク質補充には肉！（代謝を助ける栄養素も一緒に摂れる）
□消化を助ける野菜や果物で胃もたれ予防。

魚に含まれるオメガ3系の油はどう摂るかが重要

痛みにつながる慢性炎症を予防してくれるオメガ3系の油は魚に多く含まれますが、調理法によっては、その量を減らしてしまうことになります。

どのような調理法ならよいのでしょうか？　オメガ3系のＤＨＡやＥＰＡが豊富なサンマを「グリル焼き」「フライパン焼き（油なし）」「揚げ」の３つで調理し、それぞれの残存率を調査した実験があります。
その結果、残存率は次のようになりました（※18）。

・グリル焼き………DHA：81〜87％
　　　　　　　　　EPA：79〜92％
・フライパン焼き…DHA：83〜85％
　　　　　　　　　EPA：78〜80％
・揚げ……………DHA：57〜58％
　　　　　　　　　EPA：51〜52％

グリルやフライパンで焼いたときは約2割が、揚げたときには約5割が失われたことがわかります。

食べるなら生＝刺身で

グリルやフライパンで焼いたとき、DHA・EPAが減ってしまったのは、サンマの身から油が溶け出てしまったから。溶け出た油を逃がさないようにホイル焼きにするとよいでしょう。

揚げたときに残存量が半分に減ってしまうのは、身に含まれる油が揚げ油へ流れ出て、代わりに揚げ油が身に入ってしまったからです。揚げ油にオメガ6系の油を使ってしまうと体内でオメガ6系だけが増えてしまい、EPA／AA比（145ページ）のバランスを崩してしまうことも予想されます。

こう見てくると、**避けたほうがよい調理法は「揚げ」**。**焼くのであれば、ホイルを使うなど油を逃がさない工夫が必要。**

DHA・EPAともにしっかり摂るには「生＝刺身」が一番です。調理不要でお皿に並べるだけ。もっとも簡単な食べ方がもっとも効率よく、体によい油を摂取する方法なのです。

ちなみに、戻りガツオの刺身は5切れ、ブリは6、7切れで1日に必要なDHA・EPAを摂取できます。

【チェックポイント】
□DHA・EPAを含む食材は揚げ物にしない。
□生＝刺身はDHA・EPAの損失はなし。

みそ汁＋卵でタンパク質を増量

みその原料である大豆は良質な植物性タンパク質を豊富に含んでいます。発酵プロセスを経たみそになるとさらに栄養面はアップし、9種の必須アミノ酸すべて、ビタミン、ミネラル、食物繊維なども生成されています。

また、脳内神経伝達物質であるGABAも含むことから、みそを摂ることで精神的な安定がもたらされ、痛み軽減にもつながるでしょう。

優良食材のみそのよさを最大限引き出す料理といえば、やはり「みそ汁」。さまざまな具とみそが合わさって栄養価がバージョンアップします。

DHA・EPAが調理によって食材から流れ出てしまうように、野菜などの水溶性ビタミンは水にさらす・ゆでるといった調理過程で流出してしまいます。しかし、みそ汁なら溶け出したビタミンごと飲み干すことができるのです。

体調に合わせて卵の調理法を変える

私はもともとみそ汁が大好物でしたが、オーソモレキュラー栄養療法の勉強を始めてからは、ちょっとこだわりを持つようになりました。といっても「**卵を落とす**」だけ。

みそ汁の仕上げに必ず卵を加えます。みその大豆由来の植物性タンパク質に、卵の動物性タンパク質をプラスして、タンパク質増量を狙っているのです。

気をつけているのは、卵白が白く固まるぐらいに加熱すること。卵白にはタンパク質の分解を阻害する物質が含まれているのですが、加熱することで無効化できます。

卵の成分は加熱時間で変化するので、自分好みに栄養素をカスタムするのも面白いかもしれません。

例えば、生卵はタンパク質の吸収率は下がるものの、ビタミンB群の吸収は向上します。ビタミンB群はストレス解消に働くので、頭脳労働での疲労が蓄積している方によいでしょう。

速やかに消化吸収される半熟卵は、体力低下時の栄養チャージに最適。風邪の治りかけなどにぴったりです。

固ゆでだとビタミンB群が減ってしまいますが、腹持ちがいいところはメリット。長丁場の前の腹ごしらえによいでしょう。

【チェックポイント】

□みそ汁なら具材から溶け出した栄養が無駄にならない。

□卵は調理法で栄養素をコントロール。

揚げ物は基本、避ける

痛みを誘因する体内の炎症を抑えるためには、「油」の摂り方にコツがあります。大きなポイントは炎症を抑制するオメガ3系と、炎症を促進するオメガ6系をバランスよく摂取することですが、そのバランスを壊してしまうメニューが「揚げ物」です。

揚げ物に使われる油はベニバナ油、コーン油、大豆油など、オメガ6系が多いため、揚げ物を食べるほど（オメガ6系が増えるほど）、反対にオメガ3系の比率が下がってしまうのです。このアンバランスが続くと体の中で炎症が広がり、痛みが発生しやすく長引きやすい土壌ができ上がってしまいます。

オメガ6系の油に多く含まれるリノール酸は、菓子、パン、カップ麺、加工食品、ファストフードに含まれています。これらの食品をこの1週間、一度も食べたことがないという方は少ないのではないでしょうか。

現代の食生活では、リノール酸はがんばらなくても摂ることができます。裏を返せば、**意識的にセーブしないと過剰になる傾向がある**のです。

酸化に強いオリーブ油

物質が酸素と結合した状態を「**酸化**」といいます。リンゴの断面が変色する、鉄柱が錆《さ》びるなども酸化の結果。茶葉を酸化発酵させると紅茶になるなど、酸化はマイナスなことばかりではありませんが、油に関しては風味・健康面ともにマイナスでしかありません。

油の酸化を進めるのは「熱」「光」「時間」です。揚げ油は繰り返し使う家庭が多いと思いますが、惣菜や飲食店の揚げ油ならなおさらで、熱・光・時間の影響を強く受けています。酸化した油は不快なにおいがあり料理の風味を損なってしまいますが、調味料や香辛料が強いと気づかないこともあるでしょう。

酸化した油が体内に入ると細胞を攻撃する物質をつくり出し、動脈硬化、がんなどの病気を引き起こすほか、痛みの悪化にもつながります。どうしても揚げ物が食べたいなら、熱に強く酸化しにくい特性があるオリーブ油を揚げ油にする方法もあります。

マヨネーズは成分を見て選べばＯＫ

何にでもマヨネーズをかける人を「マヨラー」と呼んだりしましたが、揚げ物と同様、マヨネーズも健康的ではないイメージがあるのではないでしょうか。

もちろん、かけすぎはよくありませんが、成分表示に「オレイン酸」と記載されているなら神経質にならずに使ってもよいでしょう。**オレイン酸はオリーブ油に含まれており、悪玉コレステロールを減らす作用があります**。

ただし、性質を安定させるためにトランス脂肪酸を使っていることがあるので、マヨラー並みにドバドバかけるのではなく、風味付け程度にとどめておきましょう。


【チェックポイント】

□オメガ6系を増やし炎症を促進する揚げ物は摂らない。
□揚げ油にオリーブ油を使えば揚げ物もOK。

効率のよい鉄の摂り方

鉄が不足したら、どのような症状があらわれるでしょうか?

貧血、倦怠感、体力低下、集中力低下。これらは一般によく知られています。本書をここまで読んでくださった皆さんなら、神経伝達物質の合成に支障が出ることによる「痛みの増大」にも鉄不足が関わっているとおわかりでしょう。

ところで、鉄が不足しやすい季節があるのをご存じですか?

年中、鉄不足傾向にある日本人ですが、春夏秋冬で鉄の補給により気をつけなくてはいけないのは「夏」です。

大量の汗をかく夏は、鉄も汗とともに排出されてしまうのです。年々、夏の暑さが厳しくなる日本です。「体調不良は夏バテのせいと思っていたら、実は鉄不足が原因だった」ということは十分にあり得ます。

冒頭に挙げた鉄不足による倦怠感、体力低下、集中力低下などは、「夏バテ」の症状とよく似ています。暑さ対策をしつつ、積極的に鉄を補給しましょう。

植物性食品よりも動物性食品

鉄には、ヘム鉄（動物性）、非ヘム鉄（植物性）、キレート鉄（人工的に合成された鉄）の3種類があります（73ページ）。

鉄を効率よく摂るのなら「肉＝ヘム鉄」。

豚・鶏・牛のレバー、赤みの肉、赤身の魚を鉄鍋で調理するとベストです。

肉や魚が苦手という方は、非ヘム鉄が多いレンズ豆、納豆、小松菜、ホウレン草をもりもり食べましょう。「もりもり」というのは比喩ではなく、ホウレン草のおひたしで鉄を27g摂るには30皿も食べなくてはいけないのです。

どの栄養素であっても、「食品の含有率」と「人体の吸収率」は異なります。また、調理法、食べ合わせ（吸収を助ける栄養素・阻害する栄養素）でも吸収率は変動します。

ただ、鉄は食品以外に調理器具からも摂取できるので、ぜひ活用していきましょう。

[図表 19] 鉄が多い食材

ヘム鉄が多い食品	1 食分の目安	鉄の量
豚レバー（生）	60g	7.8mg
鶏レバー（生）	60g	5.4mg
牛レバー（生）	60g	2.4mg
牛ヒレ肉（生）	100g	2.4mg
カツオ（生）	80g	1.5mg
マイワシ（生）	80g	1.7mg
カキ（生）	60g	1.3mg
アサリ（缶詰／水煮）	30g	9.0mg
鶏卵	60g（1 個）	0.9mg

非ヘム鉄が多い食品	1 食分の目安	鉄の量
小松菜（ゆで）	70g	1.5mg
ホウレン草（ゆで）	70g	0.6mg
枝豆（ゆで）	50g	1.3mg
そら豆（ゆで）	50g	1.1mg
干しひじき（鉄釜／ゆで）	40g	1.1mg
成分無調整豆乳	200ml	2.5mg
厚揚げ（生揚げ）	140g（中 1 枚）	3.6mg

参考：「かんたん、わかる！プロテインの教科書」（https://www.morinaga.co.jp/protein/）

鉄器でも鉄分補給できる

鉄不足の対策のひとつとして昔からお馴染みなのが、**鉄器や鉄玉**（卵の形をした鉄のかたまり。調理中の鍋に食材と一緒に入れる）。手入れが難しそうとか、重さが気になると敬遠していては、簡単で確実な鉄分補給のチャンスを逃がしてしまうことになります。ぜひ、調理に取り入れましょう。調理中に鉄器から溶出する鉄分は、そのほとんどがへム鉄なのでスムーズに体内に吸収されるのです。

鉄器を使って料理するときは、砂糖やみりんよりも、みそ、塩、酢で味付けすると、より鉄の溶出が増えます。鉄器と食材が触れている時間が長いほうがいいので、さっとでき上がる炒め物より、じっくり煮込むタイプの料理のほうが鉄がよく溶出します。

健康効果を享受するには鉄器の品質にもこだわりましょう。やはり伝統ある日本製が安心です。

【チェックポイント】

□鉄を摂取するならへム鉄（肉か魚）で。

□鉄器を使うとヘム鉄の摂取ができる。

「単品食べ」には問題が多い

カレーライス、ラーメン、チャーハン、丼ものなどは「単品」で満腹になりますが、栄養面ではバランスの悪いメニューです。

タンパク質、ビタミン、ミネラルが不足している一方、脂肪分や塩分は多く、たっぷりの麺や米で糖質も過多。

栄養バランスが悪いうえ、こうしたメニューはたいてい食べすぎてしまいます。

カレーライスなどの単品メニューは、スプーンや箸をほかの皿に移動することなく一点集中できるので早食いになりがちです。さらに、単品メニューの多くは硬いものが含まれていないため、咀嚼《そしゃく》が不十分でもぐんぐん飲み込めてしまいます。

「腹八分目」は健康の基本ですが、八分目を大きく超えて食べてしまうのが早食い。満腹中枢が反応する前にどんどん詰め込んでしまうため、**早食いは大食いになってしまう**のです。

早食いは血糖値にも影響を及ぼします。**同じ食事をしていても早食いのほうが血糖値が急激に上昇するので、血糖値スパイクを起こす可能性が高い**のです。

過食が続くと、当然、脂肪も着々と増えていき、増加した脂肪組織は炎症を起こしてしまいます。体重が増えると腰や膝に痛みが出ることがありますが、物理的な重さ以外に体内の炎症も痛みに影響していると考えられます。

食べすぎを防ぎ、血糖値スパイクを起こさないコツ

単品食べはなるべく避けるべきですが、どうしてもというときは「早食い・大食い」を抑えるために、**ゆっくりよく噛む**こと。**ひと口ごとにスプーンや箸を置く**のもいい方法です。これだけで食べすぎを防ぐことができます。

単品メニューのときこそ、ほかのメニューをプラスしてください。焼き鳥、冷や奴などの豆腐、卵焼きなどのタンパク質を多く含む食材、また、みそ汁、スープ、サラダや煮物など野菜が入ったメニューを選び、食べる順番はタンパク質、野菜たっぷりのサイドメニューから。最後に白米や麺などの糖質を摂るようにすれば、血糖値の急上昇を抑えられます。

【チェックポイント】
□単品メニューはよく噛んで時間をかけて食べる。
□野菜系のサイドメニューから食べる。

おやつや朝食でタンパク質を摂る

全国の20代～60代の男女に1日の食事回数を聞いたところ、次のような結果となったそうです（※19）。

・1食……2・3％
・2食……20・6％
・3食……76・1％
・4食……0・7％
・5食以上……0・3％

これは平日の結果。休日になると2食以下の比率が上がります。ゆっくり起きて朝昼兼用のブランチを摂っているのでしょう。

「朝は食欲がない」「日中は忙しい」と、平日に朝食や昼食を抜く方もいますが、食事の回数はやはり1日3回が望ましいといえます。食事の間隔が開きすぎると空腹から一気に満腹状態になり、血糖値が急上昇してしまうからです。

そして、抜きがちな朝食こそしっかり食べることが、血糖値のコントロールのポイントとなります。

最初に摂った食事（ファーストミール）が、次の食事（セカンドミール）のあとの血糖値に影響を与えることがわかっています。これを「セカンドミール効果」といい、**朝食を食べると昼食後の血糖値が上がりにくくなり、昼食を摂ることで今度は夕食後の血糖値のコントロールにもつながります。**

体内の活動サイクルの影響で夕食後は血糖値が上がりやすい状態なので、セカンドミール効果はぜひ活用したいところです。

眠っている間に筋肉のタンパク質が使われていた！

大事な朝食で何を食べるかですが、食物繊維とタンパク質をたっぷり摂って糖質は控えるようにしてください。糖質の吸収を抑える食物線維を摂ったうえで、さらに低糖質で念押しして血糖値のコントロールを盤石にする作戦です。

タンパク質を補うのは、**就寝中に体内でタンパク質が消費されてしまう**から。

私たちが摂取したタンパク質は体内でアミノ酸に分解され、筋肉をつくります（タンパク同化）。摂取するタンパク質が不足すると、タンパク同化でできた筋肉を分解する「タンパク異化」によってエネルギーを産生します。

就寝中はタンパク異化が進んでいるので、朝食でしっかりタンパク質を補わないと筋肉量低下につながってしまいます。筋肉は糖の貯蔵庫でもあるため、筋肉が減ってしまうと、あぶれた糖が血糖値を上昇させてしまい、より血糖値スパイクが起こりやすくなります。

タンパク異化は就寝時だけでなく空腹時にも進むので、タンパク質を補えるナッツ、煎《い》り大豆、枝豆、ゆで卵などをおやつに食べましょう。糖質の高いお菓子や、トランス脂肪酸が含まれるスナック菓子は避けてください。

【チェックポイント】
□1日3食。とくに朝食は抜かないこと。
□朝こそしっかりタンパク質を摂る。食物繊維もたっぷりと。

【ドクター澁谷コラム】睡眠中も栄養は必要

寝る前に食べると「太る」「消化によくない」と一般的には思われています。が、私はちょっと、いや、かなり疑問に感じています。

就寝中の体は、実はすごくエネルギーを使っているのではないかと思うのです。例えば脳。睡眠時の脳は活動時の記憶で必要なものは定着させ、不要なものは捨てるというメンテナンス作業にせっせと勤《いそし》んでいます。作業量があまりに膨大なので、脳の血流は寝ているとき、とくにレム睡眠のときのほうが多いほどです。

睡眠中には体のメンテナンスに関わるホルモンも分泌されています。覚醒・睡眠のスイッチとなる「メラトニン」は、疲労回復・新陳代謝の促進に関わり、成長ホルモンは細胞の修復や再生を進めます。

睡眠中の体では毎日大規模な修繕作業が行われているようなもので、これだけの作業をするには、大量のエネルギーが必要になります。

寝る前に胃もたれしないタンパク質の摂り方

以前、いろいろなタイプの「食べないダイエット」を試したことがあります。

摂取カロリーよりも消費カロリーのほうが多ければ理屈上は痩せるはず。それなのに、どの方法でも「食べないのに痩せない」という事態に陥るのです。経験のある方もいらっしゃるのではないでしょうか。

人間の体はよくできていて、食べ物が入ってこないと危機感を抱き、節約モードに切り替わります。やっと栄養素が入ってきても消費せずに、せっせと貯蔵するのです。

さて、就寝中の体の話に戻りましょう。

大規模な修繕作業を滞《とどこお》りなく進めるには大量のエネルギーが必要。前に就寝時のエネルギーを補うため筋肉を分解して使う（タンパク異化）と述べましたが、それだけで大規模修繕のエネルギーを補えるのだろうか？　もし不足していると体は節約モードに入り、痩せない体になってしまうのではないか？

　お腹がグーグー鳴るような空腹状態で寝るよりも、栄養が充満しているほうが健康のためにはいいような気がします。だからといってガッツリ食べるのではなく、吸収のよいアミノ酸のサプリメントを摂る、スプーン1杯程度のＭＣＴオイル（中鎖脂肪酸《ちゅうさしぼうさん》。ココナッツオイル、母乳などに含まれており短時間でエネルギーになる）を飲むなどすれば、大規模修繕分のエネルギーを賄《まかな》うには十分でしょう。

糖質との上手なつきあい方

　鉄やタンパク質、ビタミンが不足するのに対して、糖質はオーバー気味に摂っているのが現代の日本人です。せっかくご飯やパンを食べないように気をつけているのに、おやつやデザートで甘いものを食べてしまっているのです。

　糖質はそこかしこに潜んでいます。ほら、あなたの後ろにも……というのは冗談ですが、糖質たっぷりの製品は常に身近にあふれています。

ポーチの中の飴ちゃん、小腹が空いたとき用のチョコやグミ、職場へのお土産や差し入れ。いつでもどこにでも「甘いもの」が存在しています。

ご存じのように**糖質には中毒性があり**、「**マイルドドラッグ**」**の異名があるほど依存性が高い**ので、意識的に遮断しないと摂りすぎてしまいがちなのです。

さらに、「実は糖質が多い」食品にも注意が必要です。

100%の野菜・果物ジュースの糖質量は？

「**野菜100%ジュース**」「**フルーツ100%ジュース**」「**フルーツ・野菜ミックスジュース**」はいかにも健康によさそうですが、実は糖質（果糖）が多い要注意飲料。

糖質の中でも果糖は吸収スピードが速く肥満リスクが高いほか、体内で老化物質をつくりやすい点もマイナスポイントです。100%系のジュースをダイエットや健康目的で常飲するのはおすすめできません。

コーラやジュースなどの清涼飲料水に糖質が多いのは常識ですが、健康的なイメージがある「**スポーツドリンク**」も糖質はかなり入っています。

糖質の量を500mlのペットボトルで比較すると、炭酸飲料水やジュースは約50g、スポーツドリンクは20～30g。

ちなみに飲食店やカフェに置いてあるスティックシュガー1本が3g。ペットボトルのスポーツドリンクを一気飲みすると、スティックシュガー約10本分を体に入れたことになります。

清涼飲料水やスポーツドリンクの甘味は「果糖ブドウ糖液糖」によってつけられています。遺伝子組み換えトウモロコシなどが原料で、アイスクリーム、調味料（焼き肉のタレやケチャップなど）の甘味は果糖ブドウ糖液糖によるものです。極力選択しないほうがよいでしょう。

果糖ブドウ糖液糖は満腹感がなかなかやってこないという特徴があります。ミネラルウォーターだとペットボトル1本で満足するのに、清涼飲料水やスポーツドリンクなら2本ぐらい軽く飲み干せてしまうのはこの特徴のためです。

糖質は徐々に減らしていけばいい

おやつ、野菜・フルーツ100％ジュース、清涼飲料水など、毎日摂っていた糖質をいきなりゼロにするのはかなりストレスを感じてしまうはずですし、糖質を完全にカットするのは栄養面でもよくありません。**なるべく糖質の少ないものを選ぶ、摂る回数を減らす**といったチャレンジから始めてみましょう。

口寂しいときはナッツ類をゆっくり食べてみてください。果物ではバナナ、ブドウ、マンゴー、野菜ではジャガイモ、カボチャなどは糖質が高めですが、ビタミンやミネラルも豊富。血糖値を上げすぎないように、タンパク質や野菜を食べたあとの少量摂取を心がけながら、ぜひ優しい甘味を味わってください。おやつやジュースなどをやめると、果物や野菜の甘さに気づくはずです。

【チェックポイント】
□100%ジュースなど、習慣的に口にしているものの糖質量を知る。
□ストレスを感じすぎない範囲で糖質を減らしていく。

コンビニを味方につけて栄養チャージ

クリニックにいらした患者さんには、痛みと栄養不良の関係は必ずお話しするようにしています。

血液検査の数値を示しながら、不足している栄養素、それらが体にどのような働きをするか説明していくと、ご自分の食生活を振り返って、思い当たる節もあるのでしょう。「痛みを治してほしいのに、何で栄養？」と最初は怪訝《けげん》そうだった患者さんも、最終的には「痛みと栄養」の結び付きに納得してくださいます。

そして、こんな戸惑いをこぼされる方がいます。

「自炊ができないのに、どうやって栄養状態を改善したらいいのか」

自炊でも応用できるメニュー選びのポイント

食生活の改善は「習慣」と「食事づくり」というふたつの側面からアプローチしていきましょう。

「習慣」は無理に一気に変えようとせず、「ジュースをやめてみる」「おやつをナッツに変える」など、少しずつ取り組んでいけば十分です。

「食事づくり」もおおらかにとらえ、自炊が無理ならコンビニをうまく活用すればいいのです。

コンビニでのメニューの組み立ては実はとても簡単。

・**主食（パン、パスタ、ご飯）は選ばない。**

・**メニューは「①肉・魚介・卵・大豆製品」と「②野菜・海藻・きのこ」で組み立てる**

（①については、ベーコン、ソーセージなどの加工肉は毎日摂らない。はんぺん、ちくわ、かまぼこ、魚肉ソーセージなどの魚の加工品も少なめにする）。

以上の基本を覚えておけば、コンビニでも外食でも、もちろん自炊でも対応できます。

実際にコンビニの商品で組み立てたメニュー例を紹介しましょう。

【例1】

朝：豚しゃぶサラダ、納豆、豚汁

昼：豆腐そうめん、豚もやし

夜：チキンカレー（缶詰）、サラダサーモン、わかめサラダ

【例2】

朝：チキンと半熟卵のサラダ、サバ缶、ミネストローネ（インスタント）

昼：ローストポークのサラダ、子持ち焼きシシャモ、茶碗蒸し
夜：豆腐鍋、鶏の黒コショウ焼き、枝豆

いかがでしょうか。メニューの組み立てルールさえ押さえていれば、さまざまな料理を楽しむことができます。食べる楽しみを諦めることはないのです。

【チェックポイント】
□コンビニメニューでも栄養サポートは可能。

薬の長期服用のデメリットを知っておく

慢性的な強い痛みには、オピオイド鎮痛薬、非ステロイド系消炎鎮痛薬（NSAIDs）、リリカ（プレガバリン）といった痛み止めを処方されることがあります。

痛くなったら薬を使えばいいと考えがちですが、痛み止めにはデメリットがつきものです。耐性が付き効果が薄れる、依存性があるなどはよく知られていますが、薬によっては

内臓障害や認知症を引き起こす危険も持ち合わせています。

それでも苦しい痛みから解放してくれるのであれば、薬の服用は致し方ないのかもしれません。

漫然と飲む。それが危険

しかし、実際には痛み止めを数年にわたって内服している方々は、「効いているかどうかわからないけど飲んでいる」ことが多いのです。漫然と服用を続けているのは副作用の知識がないことも一因。

安易に薬に流れてしまうのは、薬の功罪を含めた知識が不十分なことに加え、痛みに対するオーソモレキュラー栄養療法の効果が知られていないことも関係しています。

痛みの発生・長期化は栄養不足によって引き起こされるのです。鉄不足による下行抑制系の低下で痛みに過敏になり、ビタミンD不足による免疫力の低下で炎症が生じ、モヤモヤ血管ができやすくなる。栄養不足と痛みのつながりは強固ですが、不足する栄養素を補充してつながりを断ち切れば痛みを消失・軽減できるのです。

薬同士の飲み合わせによっては新たなトラブルを発生させますが、オーソモレキュラー

栄養療法は薬と併用しても問題はありません。

効果が曖昧だったとしても、長く続けた薬を断つのは不安が大きいでしょう。しかし、オーソモレキュラー栄養療法は「薬かオーソモレキュラー療法か」の二択ではなく、共存できる治療法なのです。


【チェックポイント】
□痛み止めの副作用を理解する。
□オーソモレキュラー栄養療法は痛み止めとの併用も可能。

食事を変えれば、人生が変わる

ニューヨークでの研究留学時代、友人に誘われて参加したトライアスロンで自然と一体化する解放感のとりこになり、以来、毎年大会に出場しています。

開催地はスイム・バイク・ランを網羅できる立地のため秘境感満載。全国各地のトライアスロンに参加して、仕事や日常生活で身を置く「街」からは想像もつかない秘境が日本にもたくさん存在することを知りました。

体を追い込んでいく面白さもトライアスロンの魅力のひとつ。ぎりぎりまで体を追い込んだとき、どんなパフォーマンスが展開できるのか。私にとっては日々のトレーニングに加えて実践している「オーソモレキュラー栄養療法」の確認の場にもなってきました。

もともと食事には気を使っていたものの、「高タンパク・低糖質」を意識するぐらいで鉄分やビタミンDなどにさほど注意は払っていませんでした。それで十分だと感じていたのですが、オーソモレキュラー栄養療法を学ぶうちに栄養面の課題に気づきます。

トライアスロンのための体づくりにオーソモレキュラー栄養療法でのアプローチを加えたところ効果はてきめんで、いつも3桁台だった順位が2桁にまで急上昇したのでした。

とくに追い込んだときに、息は切れて筋肉も限界といっているのですが、少しスピードを落として負荷を減らすと、それが瞬時に回復するようになったのです。

オーソモレキュラー栄養療法の効果を、自分の体を使ってしっかりと理解できたのです。

進化の過程で変化してきた、体にとって最適な栄養濃度

人間が活動するためには糖質・脂質・タンパク質の三大栄養素に加え、ビタミン・ミネ

ラルなどが必要です。これらの必要量、そしてそれを体が生合成できるかは、もともと決まっていたのではなく、進化の過程で定まってきたと考えられています。人類は進化のために最適な栄養濃度を選択して現在に至るのです。

最適濃度の決定プロセスをビタミンB_6（ピリドキシン）で考えてみましょう。

タンパク質の分解、免疫機能の維持、神経伝達物質の合成促進などに関わっているピリドキシンが高濃度になると、ピリドキシンが関与する機能が向上する、つまり、筋肉がつきやすくなる、風邪を引かなくなる、高い集中力が維持でき、精神的に安定する、というメリットがあります。

しかし、栄養素は単独で機能はできません。ピリドキシンを利用するためには複雑な生合成経路が必要で、多くのエネルギーを投入しなくてはいけないのです。ピリドキシンのもたらす利点を享受するには、それ相応の負担が必ずあるということです。

栄養の補給で体の力を最大化する

利点と負担を秤にかけ、人類にとって最適なピリドキシン濃度が進化の過程で探られました。その結果、利点を求めるよりも負担が重くなることを避けて、ほかのことにエネルギーを割くほうが賢明と判断し、「ほどほど」の栄養濃度に落ち着いたのです。

この人類の選択に対して、さらなる可能性を期待するのが、私たちが行っているオーソモレキュラー栄養療法です。

——外部からピリドキシンを補給すると、負担を抑えながら大きな利点を得られるのではないか？

ピリドキシンに限ったことではありませんが、**「ほどほどの状態」を超えて栄養を摂取すると、さらに細胞機能は向上して「最適な」状態になる**のです（英語でいうと、optimal な状態を指します）。

ほどほどの状態を超えて栄養を摂取する必要がある方とは、激務の方、体を酷使している方（仕事、スポーツのほかワンオペ育児も体の酷使です）、そして痛みを含めた病気に苦しんでいる方といった「特殊な状況にいる方」。

栄養補給で細胞機能を向上させ、生体の力を最大化することで特殊な状況を切り抜ける力が得られるのです。

【チェックポイント】

□「ほどほど」の栄養では力を最大限に引き出せない

【ドクター澁谷コラム】

栄養補充はスタートダッシュが肝心

栄養素は「自然の食材」から摂取するのが理想です。含まれている栄養素の多くは人体に吸収されやすい性質であることが多く、人工的な加工品と異なり、防腐剤や香料などの添加物がない点も安心です。

しかし、食材の場合、一度に摂取できる量はさほど多くはありません。そこで、オーソモレキュラー栄養療法では、サプリメントで補うといったことも行っています。

飛行機の離陸を考えてみてほしいのですが、地上から離陸して空中に浮かび上がるまでが一番エネルギーを必要とします。同じように、活動が低下している体を動かすには、最初にたっぷり栄養素を注いで立ち上がりをサポートする必要があるのです。いったん軌道《きどう》に乗れば、あとはしめたものです。少ないエネルギーで体のパフォーマンスを高く保てるようになります。

栄養素によってスピードは異なりますが、ビタミンDや鉄だと、補充を始めてから3カ月である程度充満する印象です。その頃には患者さんご自身も、痛み、倦怠感、うつ症状などの軽減を実感できるようです。

3カ月というのは、あくまでもひとつの「目安」。必ずしも効果が出るまで3カ月を要するわけではなく、数日で変化を感じるケースもあります。とくに鉄の摂取は多くの人が変化を感じやすいようです。

体にいいものを取り入れる一方で、糖質を摂りすぎない、酸化した油を摂らないようにする、といったことも意識していきましょう。

おわりに

長引く痛みを抱えながら、よくならないのではないか、もう治らないのではないか、と諦めている方に、

「もしかしたら私の痛みは治療できるかも？」

「私の痛みは食生活に原因があるのではないか？」

という違った視点、希望を持ってもらいたい。

その思いが私を突き動かし、この本が世に出ることになりました。


医師になり、初期研修が終わった私は、大阪の心臓の専門病院に4年間勤務しました。そこには心臓のプロフェッショナルが集まっており、何も知らない私は最初は苦しみました。しかし、病院に泊まり込んで学び、心臓について深く知識を得られたことは、今でも私の宝物です。心臓に関しては、誰にも知識・臨床経験で負けない、最高の医療技術を患者さんに提供する自信がつきましたし、役に立っているという実感もありました。

一方で、内科医として、痛みを含む不定愁訴を抱えた患者さんの役に立てていたのだろうか、と問われると疑問でした。医学教育では難しい病気はたくさん習いますが、診療でよく遭遇する慢性の痛みや、ちょっとした体の不調には十分に応えることができていないと考えていました。「自分が学んできた医学には、人間の体について、まだまだ解明できていないことがあるのではないか」という思いが、次第に膨らんでいきました。

そんな私に2つの転機が訪れます。1つは運動器カテーテルの開発者である奥野祐次先生に出会ったこと、もう1つは日本のオーソモレキュラー栄養療法の第一人者である溝口徹先生に出会ったことです。「これは慢性疼痛にパラダイムシフトをもたらす画期的な治療法だ！」と、私の「直感」に響いたのです。

そして日々診療に取り組む中で、これらの治療法でみるみる改善していく患者さんを目の当たりにして、「この治療がもっと世界に広がってほしい！」と願うようになりました。

私が理想とする未来は、世界中の人々が「健康リテラシー」を持ち、健康であることを「選択している」世界です。全人類が健康になるのは難しいかもしれませんが、健康に対する「真の知識」を持つことは可能だと信じています。医師として、研究者として、最新の医学的知見をわかりやすく伝えていくこと。これが私の使命だと考えています。

この本が、長引く痛みに苦しむ誰かの人生に新しい可能性として届いたら、それが私の最大の喜びです。

最後に、この本を形にするまで支えてくださった方々への感謝を述べさせていただきます。

私の自由な表現を尊重し、いつも的確なコーチをしてくださる奥野祐次先生、オーソモレキュラー栄養療法に関して、惜しみなく多くの知識を共有してくださった溝口徹先生、食事療法について助言をいただいた管理栄養士の矢部まり子さん、私のつたない説明を、魔法をかけたようにわかりやすく編集してくださった編集者の深沢美恵子さんに、御礼申し上げます。

そして、人生最強のパートナーである妻・華ちゃん、健康な体を授けてくれた両親に心から感謝しています。今までありがとう。愛してます。

参考文献・参考サイト

※ 1　https://www.jstage.jst.go.jp/article/jjspc/28/6/28_21-0006/_html/-char/ja
※ 2　https://webview.isho.jp/journal/detail/abs/10.11477/mf.1408102249
※ 3　https://site2.convention.co.jp/jsh59/nara_sengen/iryou.html
※ 4　https://www.bs.jrc.or.jp/csk/bbc/ebook/csk_info_054.pdf
※ 5　https://jbis.bio/archives/7-%E9%A3%9F%E4%BA%8B%E3%81%8B%E3%82%89%E3%81%AE%E9%89%84%E6%AC%A0%E4%B9%8F%E5%AF%BE%E7%AD%96
※ 6　https://www.mhlw.go.jp/toukei/saikin/hw/shintai/06/dl/01_0001.pdf
※ 7　「日本における慢性疼痛保有者の実態調査」矢吹省司ら 臨床整形外科 47巻2号　2012年2月」https://mhlw-grants.niph.go.jp/system/files/2011/113041/201118053A/201118053A0031.pdf
※ 8　Vitamin D Deficiency. Author: Michael F. Holick, M.D., Ph.D. Author Info & Affiliations. Published July 19, 2007. N Engl J Med 2007;357:266-281. DOI: 10.1056/NEJMra070553. VOL. 357 NO. 3
※ 9　Hicks GE, et al. (2008) Associations between vitamin D status and pain in older adults: the Invecchiare in Chianti study. Journal of the American Geriatric Society 56:785-791.
※ 10　Yilmaz R, et al. Efficacy of vitamin D replacement therapy on patients with chronic nonspecific widespread musculoskeletal pain with vitamin D deficiency. Int J Rheum Dis. 2016 Dec;19(12):1255-1262. doi: 10.1111/1756-185X.12960.
※ 11　https://www.kawaclinic.com/blog/70.html
※ 12　Michaelis M, Häbler HJ, et al. Silent afferents: a separate class of primary afferents? Clin Exp Pharmacol Physiol. 1996 Feb;23(2):99-105. doi: 10.1111/j.1440-1681.1996.tb02579.x. Review.
※ 13　『2週間で体が変わるグルテンフリー健康法』溝口徹、青春出版社、2016年
※ 14　https://www.jfa.maff.go.jp/j/kikaku/wpaper/r03_h/trend/1/t1_1_2.html
※ 15　https://www.juntendo.ac.jp/news/00217.html
https://goodhealth.juntendo.ac.jp/medical/000233.html
※ 16　『ジョコビッチの生まれ変わる食事　新装版』ノバク・ジョコビッチ著、タカ大丸訳、扶桑社、2018年
※ 17　『最小の努力でやせる食事の科学』オーガスト・ハーゲスハイマー、講談社、2017年
※ 18　「日本脂質栄養学会」http://jsln.umin.jp/committee/omega2.html
※ 19　株式会社アスマーク「食に関するアンケート調査」2018年
https://www.asmarq.co.jp/data/mr201902food/

青春新書
INTELLIGENCE

こころ涌き立つ「知」の冒険

いまを生きる

"青春新書"は昭和三一年に——若い日に常にあなたの心の友として、その糧となり実になる多様な知恵が、生きる指標として勇気と力になり、すぐに役立つ——をモットーに創刊された。

そして昭和三八年、新しい時代の気運の中で、新書"プレイブックス"にその役目のバトンを渡した。「人生を自由自在に活動《プレイ》する」のキャッチコピーのもと——すべてのうっ積を吹きとばし、自由闊達な活動力を培養し、勇気と自信を生み出す最も楽しいシリーズ——となった。

いまや、私たちはバブル経済崩壊後の混沌とした価値観のただ中にいる。その価値観は常に未曾有の変貌を見せ、社会は少子高齢化し、地球規模の環境問題等は解決の兆しを見せない。私たちはあらゆる不安と懐疑に対峙している。

本シリーズ"青春新書インテリジェンス"はまさに、この時代の欲求によってプレイブックスから分化・刊行された。それは即ち、「心の中に自らの青春の輝きを失わない旺盛な知力、活力への欲求」に他ならない。応えるべきキャッチコピーは「こころ涌き立つ"知"の冒険」である。

予測のつかない時代にあって、一人ひとりの足元を照らし出すシリーズでありたいと願う。青春出版社は本年創業五〇周年を迎えた。これはひとえに長年に亘る多くの読者の熱いご支持の賜物である。社員一同深く感謝し、より一層世の中に希望と勇気の明るい光を放つ書籍を出版すべく、鋭意志すものである。

平成一七年

刊行者　小澤源太郎

著者紹介
澁谷真彦〈しぶや　まさひこ〉
医療法人悠誠会 理事長。同法人が運営するオクノクリニック神戸三宮院の院長を務めるとともに、分院の宮崎院を統括する。兵庫医科大学医学部卒業後、循環器内科医として心臓血管カテーテル治療に従事。2012年、アメリカSkirball Center for Innovation（ニューヨーク州、血管内治療デバイス研究施設）に研究留学。2016年、兵庫医科大学大学院博士課程修了。2017年、慢性疼痛に対する運動器カテーテル治療を行うオクノクリニックに入職。オーソモレキュラー療法（分子整合栄養療法）を取り入れた痛み治療でも効果を上げている。

痛《いた》みの専門医《せんもんい》が教《おし》える最新栄養医学《さいしんえいようい がく》
「しつこい痛《いた》み」は食事《しょくじ》でよくなる！　青春新書 INTELLIGENCE

2024年10月15日　第１刷

著　者　澁《しぶ》谷《や》真《まさ》彦《ひこ》

発行者　小澤源太郎

責任編集　株式会社プライム涌光
電話　編集部　03(3203)2850

発行所　東京都新宿区若松町12番１号
〒162-0056
株式会社青春出版社
電話　営業部　03(3207)1916　振替番号　00190-7-98602

印刷・中央精版印刷　製本・ナショナル製本

ISBN978-4-413-04706-7